essentials

essentials liefern aktuelles Wissen in konzentrierter Form. Die Essenz dessen, worauf es als „State-of-the-Art" in der gegenwärtigen Fachdiskussion oder in der Praxis ankommt. *essentials* informieren schnell, unkompliziert und verständlich

- als Einführung in ein aktuelles Thema aus Ihrem Fachgebiet
- als Einstieg in ein für Sie noch unbekanntes Themenfeld
- als Einblick, um zum Thema mitreden zu können

Die Bücher in elektronischer und gedruckter Form bringen das Fachwissen von Springerautor*innen kompakt zur Darstellung. Sie sind besonders für die Nutzung als eBook auf Tablet-PCs, eBook-Readern und Smartphones geeignet. *essentials* sind Wissensbausteine aus den Wirtschafts-, Sozial- und Geisteswissenschaften, aus Technik und Naturwissenschaften sowie aus Medizin, Psychologie und Gesundheitsberufen. Von renommierten Autor*innen aller Springer-Verlagsmarken.

Nathalie Bregula · Sibyll Hein

Sprachliche Defizite und Wortfindungsstörungen – Texte von A–Z

Therapiehilfe für die Logopädie, Sprech- und Sprachtherapie

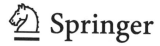
Springer

Nathalie Bregula
Hamburg, Deutschland

Sibyll Hein
Hamburg, Deutschland

ISSN 2197-6708   ISSN 2197-6716   (electronic)
essentials
ISBN 978-3-662-66346-2   ISBN 978-3-662-66347-9   (eBook)
https://doi.org/10.1007/978-3-662-66347-9

Die Deutsche Nationalbibliothek verzeichnet diese Publikation in der Deutschen Nationalbiblio-
grafie; detaillierte bibliografische Daten sind im Internet über http://dnb.d-nb.de abrufbar.

Planung/lektorat: Ulrike Hartmann
Springer ist ein Imprint der eingetragenen Gesellschaft Springer-Verlag GmbH, DE und ist ein Teil
von Springer Nature.
Die Anschrift der Gesellschaft ist: Heidelberger Platz 3, 14197 Berlin, Germany

Was Sie in diesem *essential* finden können

- Sie erhalten die Möglichkeit, einen Überblick über die Grundlagen der Lautbildung in kompakter Form kennenzulernen und anzuwenden.
- Sie finden umfangreiche Übungstexte in Form von kleinen humorvollen Geschichten zu jedem Buchstaben des deutschen Alphabets, welche sich im Bereich der logopädischen Therapie bei unterschiedlichen sprachlichen Defiziten einsetzen lassen.
- Sie lernen eine umfassende und detailliert gestaltete Textsammlung kennen, welche sich an Patienten jeden Alters richtet.
- Sie erhalten Material, um auf Textebene sowie in der Spontansprache gezielt die Aussprache von gewünschten Lauten sowie den aktiven und passiven Wortschatz zu üben.
- Anhand von Fragen, welche sich am Ende der jeweiligen Geschichten befinden, können Sie das Textverständnis und Gedächtnis der Patienten überprüfen und ggf. verbessern.

Vorwort

Nathalie Bregula und Sibyll Hein lernten sich 2018 im Rahmen einer logopädischen Behandlung im Therapeuten-Patienten Setting kennen.

Während der Therapie zeigte sich, dass beide eine große Leidenschaft für
Sprache, Stil und Ausdruck teilen. Beide beschäftigten sich sowohl beruflich als
auch privat mit dem gesprochenen und geschriebenen Wort, sowie mit den vielen
Facetten der unterschiedlichen Kommunikationsformen.

Im Rahmen der Behandlung wurde deutlich, dass die derzeit vorhandenen
Texte für die Therapieziele nicht geeignet waren und ihren Bedürfnissen nicht
entsprachen, da sie zu verschachtelt, kompliziert und teilweise ohne inhaltlichen
Sinn verfasst wurden. Das Lesen wurde somit unnötig erschwert und der Fokus
blieb nicht auf dem Erreichen der jeweiligen Therapieziele.

Daher fingen sie an, neue Texte zu schreiben, welche ihren Zielen der
individuellen Therapie gerecht wurden.

Die neugestalteten Texte sollten auch anderen Patienten zu Gute kommen und
einen breiten Patientenkreis ansprechen.

Beide wünschten sich gut lesbare und wohl überlegt gegliederte Texte, damit
das Lesen erleichtert wird und um einen Lesefluss mit natürlicher Atmung zu
ermöglichen.

Weiterhin sollten die Texte eine gewisse Leichtigkeit und Humor aufweisen,
um eine angenehme Therapiestunde zu ermöglichen, aus welcher man mit einem
Lächeln herausgeht.

Was als kleine Idee begann, mündete in einem Buch, welches sowohl den
Therapeuten als auch den Patienten helfen kann.

Nathalie Bregula
Sibyll Hein

Einleitung

In dem vorliegenden Buch finden Sie zu jedem Buchstaben des deutschen Alphabets passende unterhaltsame kleine Geschichten, um diesen Laut spezifisch üben zu können. Der jeweilige Buchstabe kommt in dem betreffenden Text besonders häufig vor, um die Aussprache dieses Lautes intensiv zu lernen und einzuüben. Weiterhin haben wir zusätzlich zu den jeweiligen Buchstaben des Alphabets den Laut SCH mit einbezogen. Diesem Laut wurde ein extra Text gewidmet, da sich die Aussprache des Lautes besonders häufig störanfällig und schwierig gestaltet. Am Ende jeder Übungseinheit finden Sie Fragen, um das Leseverständnis und das Gedächtnis zu trainieren. Die Texte sind nach der Bildung des entsprechenden Lautes gegliedert, wobei Buchstaben und Laute, welche ähnlich gebildet werden, gemeinsam gruppiert worden sind. Anhand dieser Gliederung lassen sich bestimmte Texte leicht finden, da zum einen bestimmte Laute oder aber bestimmte Lautbildungen im Fokus stehen.

Inhaltsverzeichnis

Über die Autoren

Nathalie Bregula ist Logopädin, zertifizierte Stimmtrainerin und Stimmtherapeutin mit unterschiedlichen Weiterbildungen wie MODAK-Programm, Behandlung von Fazialisparesen, Kon-Lab/Dysgrammatismus. Nebenberuflich ist sie als Körpertherapeutin in der Stressmedizin und als Betreuung und Lernförderung an regionalen Bildungszentren tätig.

Dr. Sibyll Hein ist promovierte Biologin und hat jahrelang in der Grundlagenforschung im Bereich Virologie und Onkologie gearbeitet. Seit einigen Jahren ist sie als freie Mitarbeiterin für verschiedene Firmen tätig und verfasst wissenschaftliche Texte unterschiedlicher Art.

Vokale: Monophtonge – Einzellaute mit stabiler Artikulation

Bei der Bildung von Vokalen ist es notwendig, die Lippen zu öffnen. Während der Öffnungsbewegung kann die Luft, welche beim Sprechen der Vokale entsteht, den Mundraum ohne Hindernis durchqueren und schwingen.

Während der Bildung der Vokale liegt die Spitze der Zunge an den unteren Zähnen, damit die Laute genug Raum zum Klingen haben.

Wichtig:

Für den vollen Klang der Vokale sollten Sie aufrecht sitzen und den Nacken nicht knicken, da sonst kein klarer Ton entstehen kann.

(vgl. Antoni und Saatweber 2011)

Die Bildung der einzelnen Vokale wird anhand der Artikulationsstelle, der Zungenhöhe und der Lippenstellung bestimmt.

Weiterhin sind Vokale immer stimmhaft und können kurz oder lang gesprochen werden.

(vgl. Grasegger 2010)

1.1 Lautbildung A

Bildung:

Der Mund ist zur Bildung des Lautes A entspannt und weit geöffnet. Die gebildete Weite ist unter Anderem davon abhängig, ob das A lang oder kurz gesprochen wird, oder doppelt im Wort vorhanden ist. Die Zunge liegt am Mundboden. Die Zungenspitze berührt die untere Zahnreihe, die Körperhaltung sollte aufrecht sein.

N. Bregula und S. Hein, *Sprachliche Defizite und Wortfindungsstörungen – Texte von A-Z*, essentials, https://doi.org/10.1007/978-3-662-66347-9_1

Special:
Je weiter Mund und Kiefer geöffnet sind, umso mehr Klang kann der Laut
produzieren.

Tipp:
Kontrollieren Sie vor einem Spiegel, wie weit der Mund geöffnet ist, denn meis-
tens unterschätzen wir uns und der Mund ist weitaus weniger geöffnet als wir
denken.

Ausnahme:
Das A wird lang, geschlossen und gespannt gesprochen bei Wörtern wie Dart
oder Wart.
(vgl. Winter und Puchalla 2015)

Die Geschichten mit dem A

Die Geschichte vom Atelier der Aktionskünstlerin Annette
Annette Angermann, angehende Aktionskünstlerin und ursprünglich aus Augsburg,
hatte ihr kürzlich angemietetes Atelier in Hamburg in der ABC-Straße.

Sie interessierte sich aufrichtig für abstrakte Gemälde als auch Artefakte,
außerdem las sie gerade acht Bücher über Astronomie und Archäologie.

Apropos Astronomie – ihre Mietkosten waren aufgrund der anspruchsvollen
Lage des Ateliers und der unmittelbaren Alsternähe geradezu astronomisch hoch.

Anlässlich dessen rief Annette alsbald Amalia an.

Amalia war ihre außerordentlich gute und angenehme Freundin, sowie Ansprech-
partnerin für alle Angelegenheiten des Alltags.

Amalia hatte ausnehmend viele ausgezeichnete Ideen und war eine attraktive
Frau in den Achtzigern mit etwas altmodischem Antlitz.

Gerne half sie ihrer alten Freundin Annette mit aufsehenerregenden Ansichten
auf die Sprünge.

Die beiden Freundinnen trafen sich abends im Atelier F, um mit einem Aperitif
auf Annettes erstes eigenes Atelier anzustoßen.

Eine Ausstellung für das Atelier
Annette schilderte Amalia ihr Anliegen:

„Ich habe Angst, mit meinen abstrakten Aktionsgemälden nicht angemessen
genug zu verdienen.

Die Abgaben fürs Atelier in der ABC-Straße sind ausdrücklich astronomisch
hoch", sagte die besorgte Annette.

„Was hälst Du von einer eigenen Ausstellung, Annette? Ich stelle mir eine azurblaue Halle vor.

Da kannst Du Deine außergewöhnlichen abstrakten Aktionskunstwerke ausstellen.

Am Ende der Ausstellung findet eine Auktion statt", schlug die ausgebuffte Amalia vor.

Annette hielt diesen ausgeklügelten Plan für eine ausgezeichnete Idee.

Rasch riefen die beiden Freundinnen in allen auffindbaren Auktionshäusern an, um Angebote einzuholen, um anschließend eine attraktive Ausstellung auf die Beine stellen zu können.

Akribisch und akkurat wurde nun die avisierte Ausstellung geplant, wobei der Eröffnungstermin absichtlich auf den August gelegt wurde.

Die Ausstellung für Aktionsgemälde

Am achten August war es dann soweit.

Annettes Ausstellung war für alle Abonnenten ihres aktuellen allwöchentlichen Newsletters offen, aber auch alle anderen, die an abstrakten Abbildungen Interesse hatten, waren ausnahmslos eingeladen.

Das Abendbuffet beinhaltete einen alkoholhaltigen und einen alkoholfreien Aperitif und allerlei appetitliche Happen.

Es wurden Häppchen mit Aal, Avocado, Artischocke und Aubergine angeboten. Außerdem gab es einen Auflauf und eine Käseplatte mit Alpenkäse und altem Amsterdamer.

Als Nachspeise gab es einen appetitlich angerichteten Obstbecher mit Ananas, Aprikose, Apfel und Apfelsine.

Die geladenen Gäste waren sehr angetan und machten bei der Auktion hohe Angebote.

Annettes anspruchsvolle und angenehm anzusehende Kunst fand sehr großen Anklang.

Die Aktionsgemälde verkauften sich so gut, dass sie sich anschließend keine Gedanken mehr um ihr Atelier und dessen Finanzierung machen musste.

„Allerliebste Amalia", sagte Annette im Anschluss der Ausstellung, „das war eine absolut phantastische Idee.

Als Dank möchte ich Dir ein abstraktes Gemälde mit Deinen absoluten Lieblingsfarben in anthrazit, azurblau, altrosa und aquamarin schenken.

Ich denke, es wird außergewöhnlich gut im Alkoven Deiner Altbauwohnung aussehen."

Die beiden Freundinnen tranken zum Abschluss des Abends noch einen Aperol Sprizz und beschlossen, schon im nachfolgenden April wieder eine Ausstellung zu planen.

Fragen zum Text A

1. Wie heißt die Freundin von Annette Angermann und wieso wird sie von Annette geschätzt?
2. Wo treffen sich die beiden Freundinnen, um auf das Atelier anzustoßen?
3. Welche Farbe soll die Auktionshalle erhalten?
4. Welche Speisen gibt es bei dem Buffet auf der Auktion?
5. Welches Geschenk erhält Amalia von ihrer Freundin Annette?

1.2   Lautbildung E

Bildung:
Bei der Bildung des Lautes E sind die Lippen entspannt und der Kiefer ist leicht geöffnet. Die Zunge berührt mittig die unteren Zähne.

Special:
Wenn Sie sich im Spiegel kontrollieren, sollte der Mund bei der Bildung des Lautes E weniger geöffnet sein als beim Laut A, aber mehr geöffnet als beim Laut I.

Das E lässt sich auf vier verschiedene Art und Weisen aussprechen:

Zum einen gibt es ein langes E wie in *Dreh,* dabei ist der Kiefer fast geschlossen und die Lippen sind leicht gespannt.

Beim kurzen E wie in *Zelt,* ist der Kiefer offener, die Lippen sind entspannt.

Wird das E lang, offen und ungespannt gesprochen, wird es zum Ä wie bei *Schräge.*

Steht das E am Ende des Wortes, wie zum Beispiel bei *Mitte* oder *Rinde,* entsteht der sogenannte „Schwa Laut" (= schwacher Vokal).

(vgl. Winter und Puchalla 2015)

Die Geschichten mit dem E

Die Geschichte von der Eigenbrötlerin vom Eichbaumsee
Esmeralda Engel wohnte in einem kleinen efeubewachsenen Eckhaus am Ende des Eichbaumsees in der Nähe Hamburgs.

Die engstirnige Eigenbrötlerin war für ihre einzigartigen Sammlungen seltener Einzelstücke und Exponate bekannt.

Erst begann Esmeralda damit, edelsteinbesetzte Eulen zu ergattern und diese auch bei Ebay zu ersteigern.

Später ersteigerte sie dann auch andere einzigartige edelsteinbesetzte Einzelstücke.

Der Edelmut und die extremen Eigenarten dieser eleganten und erhabenen Baumbewohner fand Esmeralda einfach entzückend.

Ehemalige Einwohner aus der Umgebung und erkundungsfreudige Entdecker, samt ihrer Enkel, versuchten erfolglos, einige Blicke auf die eigenartige Eulensammlung von Esmeralda zu erhaschen.

Der ein oder andere Erbsenzähler war der Meinung, die einzigartige Eigenbrötlerin habe die Eulensammlung nur erfunden, um sich effektiv interessant zu machen.

Die einzigartige Eulensammlung mit Edelsteinen

Eines Tages öffnete Esmeralda erstmals den Eingang zu ihrem efeubewachsenen Eigentumshaus, um ihre Eulensammlung zu präsentieren.

Ehrfürchtiges Erstaunen aller Anwohner des Eichbaumsees erfüllte die energiegeladene Luft.

Esmeralda erhielt endlos viele ehrlich gemeinte Komplimente.

„Entzückend, einzigartig, einmalig, exklusiv", waren Worte, die erklangen, um nur einige zu erwähnen.

Esmeraldas Elfenbeinteint errötete leicht, da sie einfach entzückt war, so enorm viele ernst gemeinte Ehrenbekundungen zu erhalten.

Sogar Ernst von Eschenbach, ehrgeiziger Edelsteinexperte, erlaubte sich, ernstgemeinte Komplimente an Esmeralda auszusprechen.

„Werte Esmeralda, die Eule, die dort auf dem Eichenschrank steht, enthält einen extrem exquisiten Edelstein. Dieser Epidot ist einfach exklusiv und enorm wertvoll", erklärte Ernst enthusiastisch.

„Was für eine ehrliche Expertise", erwiderte Esmeralda ehrfürchtig und entzückt.

„Ehrlich gesagt erlaube ich mir, mich nach einem Eigenanteil zu erkundigen, sollten Sie diese einzigartige Eule veräußern", entfiel es Ernst von Eschenburg augenblicklich und unerwartet.

Der Edelsteinexperte und der eilige Entschluss

Esmeralda war daraufhin ehrlich enttäuscht und wendete sich mit erhitztem Kopf erzürnt ab.

„Was für ein egoistischer Esel", dachte Esmeralda und entschwand eiligen Schrittes mit eisiger Miene wie eine Eiskönigin.

Ernst von Eschenburg verließ übereilt und mit ernster Miene die Eulenausstellung.

Der einzigartige Erfolg der Eulenausstellung bestärkte Esmeralda in ihrem ehrgeizigen Entschluss, nun jedes Jahr eine neue eigenartige Sammlung exklusiver Einzelstücke und Exponate im Eckhaus zu zeigen.

Ihre beliebtesten Sammlungen bestanden nicht nur aus Eulen, sondern aus allen erdenklichen Esels- und Engelsfiguren, aus E-Gitarren und eigenwilligen Eintagsfliegen.

Die Eule mit dem Epidot verkaufte Esmeralda jedoch enorm gewinnbringend und sie überlegte allen Ernstes, dem Edelsteinexperten einen Eigenanteil einzuräumen.

Schließlich wäre sie ohne die Expertise von Ernst von Eschenburg niemals ernstlich auf die Idee gekommen, die Eule so enorm erfolgreich bei Ebay zu verkaufen.

Fragen zum Text mit E

1. Was sammelt Esmeralda Engel?
2. Womit ist ihr Eigentumshaus bewachsen?
3. Wo wohnt Esmeralda?
4. Wie reagieren die Anwohner des Eichbaumsees auf Esmeraldas Sammlung?
5. Was macht Esmeralda mit der Eule aus dem wertvollen Edelstein?

1.3   Lautbildung I

Bildung:
Die Lippen sind zu einem leichten Lächeln gezogen, sie sind dabei jedoch nicht angespannt, sondern locker. Die Zunge berührt mittig die unteren Zähne.

Special:
Es gibt Ausnahmen:

Kurz, mit offenem Kiefer und ungespannten Lippen wird das I bei Wörtern wie vierteilen gesprochen, obwohl ein -e auf das -i folgt.

Mit gespannten Lippen, geschlossenem Kiefer und kurz wird das I bei Wörtern wie *Vieh* gesprochen, obwohl ein -e auf das -i folgt.

(vgl. Winter und Puchalla 2015)

Die Geschichten mit dem I

Die Geschichte von der interessanten Innenarchitektin

Isabella Immelmann, Innenarchitektin und innige Liebhaberin von illustrem Indianerschmuck, hatte sich beim Immobilienmakler Ingo Immenhausen in Hamburg in der Isestraße beworben.

Isabella war Italienerin und sie war lange Zeit international tätig gewesen. Weiterhin hatte sie sich viel in Island, Italien und Israel verwirklicht.

Jetzt wollte sie aber ihre Sinne beispiellos neuartig ausrichten und dieses Mal intensiver in nordischen Gefilden tätig sein. Sie fand, das sei eine irre Idee.

Hamburg als internationale Stadt erschien ihr ideal, um sich wieder inspirieren zu lassen und interessante Ideen umzusetzen.

Sie freute sich somit innig, endlich einmal Hamburg und die imponierende Isestraße kennenzulernen.

Ihr Domizil am Isebekkanal hatte sie auf Anraten ihrer isländischen Freundin Ingrid frühzeitig angemietet und individuell instandgesetzt.

Die irisierenden Farben, welche sie feinsinnig ausgesucht hatte, fanden viele Freundinnen insgeheim irgendwie irritierend.

Isabella war jedoch davon überzeugt, dass sie ihren einzigartigen Wohnsitz innig lieben würde.

Ingrid sagte: „Ich würde irre werden, wenn ich in so einer illustren Wohnung leben sollte. Die Hauptsache ist allerdings immer, dass Du sie inspirierend findest."

Der Immobilienmakler auf dem Irrweg

Immobilienmakler Ingo Immenhausen war indessen ein wenig irritiert und unsicher.

Hatte er tatsächlich mit Isabella, welche intensiv auf internationalem Gebiet tätig gewesen war, die richtige Entscheidung getroffen?

Was, fragte er sich insgeheim, mache ich nur, wenn Isabella sich hier zufällig nicht wohl fühlt und lieber zurück ins mollig warme Italien möchte?

Er nahm sich im Nu vor, Isabella in die hiesige Trattoria „il Capri" auszuführen.

Der Immobilienmakler liebt es, dort Tortellini mit einem Insalata Mista zu essen und Instrumentalmusik zu hören.

„Ich denke, Isabella wird es dort genauso innig lieben wie ich", dachte Ingo.

„Somit wird sie sich hier hurtig heimisch fühlen und nie wieder nach Italien zurückwollen."

Eine instinktiv richtige Wahl

Als Isabella am Dienstag durch den Eingang mit den indischen Intarsien trat, wusste Ingo instinktiv, dass er die richtige Wahl getroffen hatte.

Die Innenarchitektin sah irre aus. Der irisfarbene Minirock hatte die ideale Länge und die indische Bluse brachte den Zierclip aus Island imponierend zur Geltung. Ihre indianischen Stiefel bildeten einen immensen Kontrast zum Rest des Outfits und insgesamt bildete alles eine gradlinige Harmonie.

„Huiiii", dachte der Immobilienmakler zuversichtlich, „mit dieser Innenarchitektin werde ich internationalen Erfolg im Immobilienbereich erzielen."

Er hoffte insgeheim, viele neue Kundinnen aus Italien, Indien und Island gewinnen zu können.

Und noch mehr hoffte er, dass er viele Male mit Isabella im „Il Capri" speisen würde, denn die neue Innenarchitektin gefiel ihm riesig, sie sah einfach brillant und zugleich intelligent aus.

Fragen zum Text mit I

1. Wo hat Isabella Immelmann lange gelebt?
2. Welche Farbe hat ihre Wohnung?
3. Welche Musik hört der Immobilienmakler Ingo gerne im Restaurant?
4. Was für Stiefel trägt Isabella?
5. In welchen Ländern will Ingo neue Kunden gewinnen?

1.4   Lautbildung O

Bildung:
Die Lippen werden gerundet und gespannt, sie werden dabei gleichzeitig etwas langgezogen. Der Zungenrücken bewegt sich dem Gaumensegel entgegen, die Zunge berührt die unteren Zähne.

Special:
Ausnahme:
Bei Wörtern wie *Prost* wird das O lang gesprochen, wobei der Kiefer fast geschlossen und die Lippen gespannt sind, obwohl zwei Konsonanten dahinter sind.
(vgl. Winter und Puchalla 2015)

Die Geschichten mit dem O

Die Geschichte von der Oboe Spielerin aus Ostfriesland
Ophelia Odenauer, gebürtige Ostfriesin und leidenschaftliche Oboe Spielerin, wohnte in der Oderfelder Straße in Hamburg.

Ophelia war ein Original, denn sie war Orgelbauerin. Ein recht ordentlicher Beruf, jedoch ungewöhnlich für eine Ostfriesin.

In Ostfriesland hatte sie sich als Orgelbauerin einen großen Namen gemacht, doch nach ihrem ordentlichen Umzug nach Hamburg ließ der Erfolg auf sich warten. Der Markt für Orgeln war außerordentlich begrenzt, somit hatte sie also offensichtlich ein großes Problem, welches sie mit Hilfe ihres hervorragenden Freundes Olaf Ostertag lösen wollte.

Olaf war Orchestermusiker und großer Oper- und Operettenfan mit einem Faible für Oldtimer und stets gut organisiert.

„Oh Olaf, ich habe ein großes Problem, kannst Du mir helfen, meine in Hamburg erfolglose Karriere als Orgelbauerin neu zu organisieren?" posaunte sie ins orangefarbene Telefon.

Orangen aus Marokko

Olaf kam zu Besuch und Ophelia hatte ofenfrisches Brot und Omelette auf dem Olivenholztisch bereitgestellt, zudem Orangen aus Marokko, welche sie außerordentlich liebte.

„Meine liebe Ophelia, du liebst doch die Musik. Wie wäre es mit einer furiosen Karriere an der Oper?", fragte Olaf die offensichtlich leidende Ophelia.

„Mit meiner Oboe?" fragte Ophelia ostentativ und zog die Augenbrauen hoch.

„Nein, als Sängerin. Du hast so eine tolle Stimme, liebste Ophelia und ich könnte Dich mir gut auf der Opernbühne vorstellen."

„Als Sängerin? Was für ein ordinärer Gedanke!", empörte sich Ophelia und spielte gedankenverloren an ihrem ovalen Ohrring aus Opal.

„Nur ein einziges Vorsingen, gleich morgen früh am Montag. Ich kenne jemanden in der Oper, das bekommen wir schon hin, mein ostfriesischer Engel", ließ sich Olaf nicht beirren.

Am Montag war Ophelia so nervös, dass sie gleich zehn marokkanische Orangen nachfolgend ohne Pause aß, bevor sie mit Olaf in seinem ozeanblauen Oldtimer von Opel zur Oper brauste.

Das Vorsingen an der Oper

Olafs Freund Oskar von Ording war Dirigent an der Oper und wollte sich Ophelias Stimme anhören.

„Singen Sie „O Mio Babbino Caro", diese Opernarie sollte Ihnen doch bekannt sein", donnerte Oskar von Ording mit seiner wohlklingenden Tenorstimme ins Mikrophon.

Ophelia konnte zwar ordentlich singen, aber nur halb so gut wie Oboe spielen.

Und somit war der ohnehin aufgeregten Ophelia enorm bedrohlich im Bauch, weiterhin hatte sie große Angst vor einer offenkundigen Niederlage.

Zudem rebellierten die Orangen in ihrem Magen und als Ophelia den Mund öffnete und zum ersten „O" ansetzte, entwich ihr ein obskurer Rülpser. Dieser war nicht besonders laut, wurde jedoch durch das Mikrophon enorm verstärkt.

„Oh Gott oh Gott", entfuhr es Ophelia. „Ich glaube, ich habe zu viele marokkanische Orangen gegessen!", polterte sie cholerisch ins Mikrophon, um dann anschließend sofort ohnmächtig zu Boden zu sinken.

Der offenherzige Oskar von Ording musste sich ein Lachen über diese offenbar außerordentlich komische Szene verkneifen.

Olaf sprang sofort auf die Opernbühne hoch und eilte der ohnmächtigen Ophelia ordentlich zu Hilfe.

Ophelia war zum Glück nichts Dolles passiert, doch nach dem enormen Schreck spielte sie Oskar ein originelles Stück auf der Oboe vor und lieferte eine klangvolle Vorstellung.

Der Operndirigent Oskar war sehr wohl angetan.

„Liebste Ophelia, ich würde Sie sehr gerne für mein großes Orchester engagieren, aber nicht als Opernsängerin. Würden Sie im Orchester sonst gerne die Oboe spielen?"

Damit war Ophelia enorm zufrieden und als sie mit Olaf im Oldtimer gen Osten brauste, blickte sie wieder sehr optimistisch in die nun kummerlose Zukunft.

Fragen um Text mit O

1. Woher kommt Ophelia Odenauer ursprünglich?
2. Welchen Beruf hatte Ophelia früher?
3. Welchen Vorschlag hat Olaf für Ophelia?
4. Was passiert Ophelia beim Vorsingen?
5. Wie kann Ophelia die verzwickte Situation doch noch retten?

1.5   Lautbildung U

Bildung:
Die Lippen runden sich und bilden einen Kussmund, die Öffnung ist kleiner als beim Laut O. Der Zungenrücken bewegt sich dem Gaumensegel entgegen und die Zunge berührt die unteren Zähne.

Special:

Es gibt eine Ausnahme:

Das U wird langgezogen, mit fast geschlossenem Kiefer und gespannten Lippen bei Wörtern wie *Kuchen* oder *Buche* gesprochen.

(*vgl. Winter und Puchalla 2015*)

Die Geschichten mit dem U

Die Geschichte von Ulrich Uhlmann dem Uhrenmacher

Ulrich Uhlmann, ursprünglich aus Ungarn, wohnte in der Ulmenstraße in Hamburg-Uhlenhorst.

Ulrich war ein ulkiger und unheimlich beliebter uriger Uhrenmacher und er bevorzugte es, in seiner leider unzureichenden Freizeit Unken aller Unterarten zu züchten.

In seinem Beruf lernte er die unterschiedlichsten Menschen kennen und er hatte darum unentwegt einen unversiegbaren Vorrat an urigen Anekdoten auf Lager.

Seit Urzeiten gab es einmal im Monat einen Umtrunk mit seinen Freunden Udo und Uwe, bei dem die drei unzertrennlichen Freunde unverblümt ihren Unmut über die unerträglichen Ungereimtheiten des Lebens diskutierten.

Dabei tranken sie ungarisches Feuerwasser, welches sie mit ungesüßtem Tee runterspülten.

Und es gab dazu auch unglaublich unwiderstehliches Essen, welches jedes Mal ausnahmslos aufgezehrt wurde.

Am liebsten aß der unterhaltsame Ulrich das selbst gebackene Urdinkelbrot von Uwes Frau Ulrike.

Das Urdinkelbrot war unglaublich schmackhaft, ganz im Gegensatz zu dem ungenießbaren ungarischen Gulasch seiner Ehefrau Undine.

Während er seine Urdinkelscheibe mit ungesalzener Butter bestrich, unterhielt er Uwe und Udo mit den funkelnagelneuem Geplauder aus seinem Uhrengeschäft.

Uhren ohne Unterschied

„Neulich kam ein Unternehmensberater zu mir, der unerklärlicherweise eine zuvor unmissverständlich von ihm gewollte Gravur ungeschehen machen wollte".

Er hatte vor unendlich langer Zeit zwei identische Uhren mit zwei unterschiedlichen Namen gravieren lassen.

Nun stand er urplötzlich und unangekündigt im Uhrengeschäft und hatte eine dieser Uhren dabei.

Er forderte ungestüm und aufbrausend, dass ich die Gravur umgehend ändere, da der Name ungelegen käme.

Ein Unternehmensberater in Unruhe

Weiterhin erzählte der Unternehmensberater unruhig und mit unterdrückter Stimme, dass seine unbeteilligte Assistentin ihn vorhin umgehend angerufen habe.

Er hatte ihr zum Geburtstag eine der beiden Uhren gegeben, nur leider die Uhr, bei welcher der falsche Name eingraviert war.

Um vorzubeugen, dass dieses Ungeschick auch seiner angetrauten Frau auffiel, fuhr der Unternehmensberater umgehend und schnurstracks ohne Umwege in sein Haus nach Uhlenhorst.

Er schnappte sich flugs die Uhr vom üppigen Geburtstagstisch seiner Frau Ulrike, denn sie hatte am gleichen Tag Geburtstag wie seine Assistentin Ursula.

Ihm war es nur bisher immer viel zu umständlich gewesen, sich ununterbrochen zwei unterschiedliche Geschenke zu überlegen, daher kaufte er beiden Frauen immer das Gleiche.

Da er die Uhren nun aus Versehen vertauscht hatte und damit seine Frau kein Unheil vermuten konnte, bat er mich, den Namen der Gravur umgehend umzuändern.

„Darum machte ich mich unverzüglich daran, nun die Uhr mit dem Namen seiner Frau zu versehen und mein treuer Kunde zahlte mir ungeheuerlicher Weise die Unsumme von unglaublichen tausend Euro als Bezahlung."

Udo und Uwe konnten ihr ungestümes Lachen kaum noch unterdrückten. So etwas Ulkiges musste ja auch erst einmal passieren, denn so eine unheimlich gelungene und ungewöhnliche Geschichte konnte man sich ja kaum ausdenken.

Sie stießen mit ihrem ungarischen Schnaps an „Salute, auf dass uns so etwas Unvorteilhaftes niemals unterlaufen soll!"

Und danach unterhielten sie sich über ihr neues Hobby Unterwasserfußball, welches sie sich als Ausgleich zu ihren aufreibenden beruflichen Aufgaben zugelegt hatten.

Fragen zum Text mit U

1. Welchen Beruf hat Ulrich Ulsen?
2. Wie oft findet ein Umtrunk statt und was gibt es zu essen und zu trinken?
3. Welches Problem hat der Unternehmensberater mit den angefertigten Gravuren?
4. Wie viel zahlt der Kunde Ulrich für die Korrektur der Gravur?
5. Welches Fazit zogen die Freunde am Ende der Geschichte?

1.6   Lautbildung Y

Bildung:
Formt man mit den Lippen ein U und positioniert gleichzeitig die Zunge wie beim I, entsteht der Laut Ü – dieses wird genauso ausgesprochen wie das Y. Die Zunge berührt mittig die unteren Zähne.

Special:
Die Laute Y und Ü werden gleich gebildet und ausgesprochen.
   (vgl. Winter und Puchalla 2015)

Die Geschichten mit dem X und dem Y

Die Geschichte von Xenia der Xylophonbauerin
Xenia Yara und Yvonne Xiu waren seit Kindheit an beste Freundinnen und bewohnten eine gemeinsame Wohnung in einem Wohnkomplex in der Yokohamastraße in Hamburg.

Die beiden waren wie Ying und Yang. Xenia war Xylophonbauerin und Yvonne spielte maximal gut Xylophon, sodass es fast wie aus der Musikbox klang, sie brauchte kein Playback.

Yvonne züchtete Yuccapalmen und Xenias Lieblingspflanzen waren zufälligerweise Yuccapalmen.

Diese exotische Freundschaft passte also sehr gut und oftmals machten sich Xenia und Yvonne einen Jux draus, sich neuen Freunden gegenüber explizit als xylophonbauendes Yuccapalmengespann vorzustellen.

Meist baute Xenia ihre exklusiven Xylophone, während Yvonne sich liebevoll um ihre Yuccapalmen kümmerte, welche sie in fixierten Boxen züchtete.

So verbrachten die beiden Freundinnen extrem viel Zeit miteinander und sie feixten dabei auch viel.

Yogakurse und Saxophon
Seit kurzem besuchte Xenia einen Yogakurs und war richtig angefixt und happy.

„Wir hören dazu immer tolle Saxophonklänge, du musst unbedingt mal mitmachen Yvonne."

Doch Yvonne verzog ihr Gesicht wie eine Hexe: „Ich habe dir schon x-mal gesagt, dass ich keinen Yogakurs machen möchte, Xenia, das ist „nix" für mich".

Xenia versuchte Yvonne zu betexten und anzufixen, aber es war wirkungslos, bei der sonst extrem extrovertierten Yvonne hatte sie mit Yoga einfach keine Chance. Es war geradezu wie verhext.

Eines Tages hatte Xenia die Faxen dicke: „Ich mache eine Yachtreise", sagte sie fix zur perplexen Yvonne.

„Der Yogakurs macht eine Yogareise nach York und ich fahre mit. Wir brauchen aber noch musikalische Begleitung, denn unsere Saxophonspielerin Xara bekommt ein Baby."

„Kommst du mit und spielt exklusiv für uns, Yvonne? Die Reise mit ägyptischer und syrischer Verpflegung wären somit kostenlos für Dich." sagte Xenia.

Yuccapalmen in Boxen

„Und wer kümmert sich um meine Yuccapalmen in Boxen?", fragte die extrem verdutzte Yvonne.

„Um die Yuccapalmen kümmert sich unser Freund Yuri, der kennt sich mit komplexen Pflanzen aus. Du begleitest unsere Reise mit deinem exklusiven Xylophonspiel und machst vielleicht sogar beim Yoga mit.".

„Mit dem Xylophon begleite ich euch gerne, aber beim Yoga bin ich fix raus", sagte Yvonne, um ein Exempel zu statuieren.

„Dann fange ich schon mal an, die Xylometer des Holzes auszurechnen, um das perfekte Xylophone für Dich für die Yachtreise zu bauen."

„Es ist gut, dass Du mitkommst, Yvonne, denn dann brauchen wir nicht extra eine Musikbox zu kaufen, um beim Yoga komplexe Töne hören zu können."

Zur Feier des Tages tranken Xenia und Yvonne einen gemixten Yogi Tee und insgeheim freute sich Yvonne sehr auf die Yachtreise, auch wenn sie dabei einige Kurse Yoga wohl oder übel miterleben würde.

Fragen zum Text mit xy

1. Wie kann man Xenia und Yvonne beschreiben?
2. Wofür interessieren sich die beiden?
3. Wovon ist Yvonne seit kurzem begeistert?
4. Weshalb will Yvonne Xenia zu ihrer Yachtreise mitnehmen?
5. Was essen die beiden zur Feier des Tages?

Man unterscheidet stimmlose von stimmhaften Konsonanten.

Stimmlose Konsonanten bestehen aus einem Geräusch ohne Beteiligung der Stimmbänder.

Stimmhafte Konsonanten sind eine Verbindung aus Stimmton und Geräusch bei gespannten und vibrierenden Stimmbändern.

Zudem kann man die Konsonanten anhand der Art ihrer Bildung unterscheiden und unterteilen.

(vgl. Winter und Puchalla 2015)

Es gibt folgende Artikulationsarten:

Plosive:

Der Luftstrom wird vollständig im Mundraum unterbrochen. Zwischen der Artikulationsstelle und dem Organ, welches artikuliert, kommt es zu einem kompletten Verschluss. Gleichzeitig ist das Velum gehoben, dadurch ist der Zugang zum Nasenraum geschlossen und der Luftstrom wird bei der nachfolgenden Sprengung des Verschlusses blockiert.

Nasale:

Ähnlich wie bei den Plosiven gibt es einen kompletten Oralverschluss. Der Nasenraum wird durch das gesenkte Velum zugeschaltet, wodurch der Luftstrom ohne Hindernisse hindurch kann.

Frikative:

Aufgrund der Näherung des artikulierenden Organs und der Artikulationsstelle entsteht eine Enge, durch welche die Luft mit einem Reibegeräusch entweicht.

© Der/die Autor(en), exklusiv lizenziert an Springer-Verlag GmbH, DE, ein Teil von Springer Nature 2022
N. Bregula und S. Hein, *Sprachliche Defizite und Wortfindungsstörungen – Texte von A-Z*, essentials, https://doi.org/10.1007/978-3-662-66347-9_2

Approximanten:
Das Artikulationsorgan und die Artikulationsstelle nähern sich zentral an, wodurch eine Verengung entsteht, die kein Reibegeräusch verursacht. Sie sind artikulatorisch den Vokalen ähnlich.

Lateral-Approximanten:
Die Zunge bildet einen zentralen Verschluss und die Luft entweicht seitlich ohne Reibegeräusch.

Im weiteren Verlauf kategorisieren wir die Konsonanten nach ihren Artikulationsstellen, also den Stellen, an welchen sie gebildet werden. Die überwiegend unbeweglichen Teile des Ansatzrohres werden als Artikulationsstellen bezeichnet.
(vgl. Winter und Puchalla 2015)

2.1   Artikulationsstelle: Alveolen (Zahndamm), Lautbildung alveolar, Laute

2.1.1   Lautbildung T

Bildung:
Der Kiefer muss locker sein und der Mund ist dabei leicht geöffnet. Die Zungenspitze liegt am Zahndamm der oberen Zähne und die Zunge legt sich sanft an die Zahnreihe. Die seitlichen Ränder der Zunge befinden sich an den oberen Backenzähnen. Der Weg der Luft durch die Nase wird von dem gehobenen Gaumensegel verschlossen.

Special:
T ist immer T, es ist stimmlos und kraftvoll.
    Wichtig: Die Zunge darf nicht an den Gaumen gepresst werden.
(vgl. Winter und Puchalla 2015)

Geschichten mit dem T

Die Geschichte vom Tanzlehrer Tim Tengelmann
Tim Tengelmann, Tanzlehrer und leidenschaftlicher Tennisspieler, hatte ein Tanzatelier in der Tesdorpstraße in Hamburg.
    Mit seiner Tanzpartnerin Tamara Taminga unterrichtete er wiederholt wöchentlich Tanz- und Tangokurse, welche stetig ausgebucht waren.

Eines Tages erschien Tamara aufgeregt im Tanzstudio und sagte zu Tim: „Ich habe einen traumhaften Geistesblitz, wir sollten heute Mittag bei Toni Tafelspitz mit Tortellini essen und uns unterhalten."

Tim kannte Tamara seit Jahrzehnten und ahnte längst, was dahinterstecken könnte. Jedes Mal, wenn Tamara ein Mittagessen bei Toni anbot, packte sie sofort und stetig neue Konzepte auf den Tisch.

Das waren oftmals einträgliche Ideen, teilweise aber trübe Hirngespinste. Es bedeutete zeitweise aber auch, dass viel Althergebrachtes auf der Strecke bleiben würde und das machte Tim fortwährend etwas Angst.

Letztendlich wusste man ja vorher nie, ob das taufrische Konzept tatsächlich aussichtsreich sein würde oder sich als totaler Reinfall entpuppte.

Tafelspitz mit Tortellini in der Trattoria

Als er die Tür zu Tonis Trattoria öffnete, saß Tamara schon am Tisch und holte stetig neue Zettel aus ihrer tintenblauen Tragetasche, welche sie in Tasmanien gekauft hatte.

„Tim", sagte Tamara aufgeregt, während sie bei Toni Traubenmost bestellte, „ich habe ein tragfähiges Konzept erarbeitet, wie wir das Tanzatelier zukunftssicher gestalten können.", sagte sie selbstsicher.

„Wie wäre es, wenn wir zukünftig Meditation, Telepathie und Tanztherapie anbieten würden?", tastete Tamara sich vorsichtig vor.

Tim erstarrte vor Schreck, wobei ihm um Haaresbreite das teure Kristallglas aus der zitternden Hand glitt, so dass er es eben gerade noch mit der rechten Hand retten konnte.

„Telepathie und Tanztherapie?", raunte Tim konsterniert.

„Das kann nicht Dein Ernst sein, werte Tamara. Wir sind ein konservatives Tanzstudio, damit könnten wir die treue Stammkundschaft weitgehend vertreiben. Das kommt mir gar nicht in die Tüte!"

Tamara hatte jedoch ein untrügliches Gespür für Trends, welche sie täglich auf Tik Tok und Instagram erkundete.

„Tim", sagte sie sanft und sicher, während sie ihre perfekt manikürte rechte Hand auf Tims Arm legte.

„Wir brauchen tragfähige Konzepte für die Zukunft. Nur mit Tango lässt sich auf lange Sicht kein anständiges Gehalt verdienen. Wir sollten auch auf die Teenager und Traumtänzer achten, damit wir neuartige Kundschaft erhalten."

Tamaras untrügliches Gespür für Trends
Tim nickte stumm, er wusste schon, dass er mit seinen latent vorgetragenen und
steten Einwänden keine Chance gegen Tamaras untrügliches Gespür für Trends
hatte.
Tamara merkte, dass Tim schon fast überzeugt war.
„Wir bieten die neuartigen Kurse einfach im Tanzzentrum im Teutoburger Wald
an. Das Tanzzentrum bietet einen traumhaften Rahmen, um Tanz und Therapie
miteinander zu verbinden", erklärte Tamara.
„Die tiefblau gestrichenen Räume bieten ausreichend Ruhe, um telepathisch zu
träumen und anschließend Tango und Twist zu tanzen. Foxtrott könnten wir auch
noch anbieten."
Tim war nun restlos überzeugt, dass Tamaras Konzept traumhafte Aussichten
für die Zukunft bieten würde.
„Tamara, Dein tolles Gespür für Trends wird uns statthafte Umsatzzahlen fürs
Tanzstudio bescheren. Der Taler wird rollen, das wird in der Tat phantastisch.
Und wenn wir erst richtig aus den roten Zahlen raus sind, können wir auch einen
ausgedehnten Traumurlaub in Thailand machen."
Tamara lächelte, wieder einmal hatte sie genauestens gewusst, wie sie Tim
überzeugen konnte.
Und diskret freute sie sich auf eine tolle uneingeschränkte Zeit mit Tim an
Thailands Traumständen.
Wobei sie hinter seinem Rücken schon den Touristenkatalog nach 5-Sterne Hotels
mit toller Aussicht bestellt und durchgeblättert hatte.

Fragen zum Text mit T

1. Womit überrascht Tamara ihren Kollegen Tim Tengelmann?
2. Wofür hat Tamara ein untrügliches Gespür?
3. Wieso mag Tim anfangs keine neuen Konzepte?
4. Was für ein neues Vorhaben plant Tamara für das Tanzstudio?
5. Wohin wollen die beiden reisen, sobald sie genug Geld haben?

2.1.2   Lautbildung D

Bildung:
Das D wird genauso gebildet wie das T, es ist jedoch stimmhaft und wird weicher
gesprochen.

Special:
Am Wortende (= Auslaut) wird das D wie ein T gesprochen, wie zum Beispiel bei *Mund, Land* und *Hand.*
   (vgl. Winter und Puchalla 2015)

Die Geschichten mit dem D

Die Geschichte von Daria und ihrem dicken Dackel Daggi
Daria Dabelstein, Diätassistentin und vormals Designerin, hatte im Hamburger Stadtteil Duvenstedt eine Doppelhaushälfte in der Deichstraße gemietet.
   Diese bewohnte sie mit ihrem drolligen Freund Dieter und ihrem dicken Dackel Daggi.
   Daria war bekannt für ihre direkte Art, mit der sie beständig in dicke Fettnäpfchen trat und somit für eine gewisse Dynamik in ihrem diskreten Freundeskreis sorgte.
   Obwohl sie sich immer für demokratische Entscheidungen aussprach, entschied sie gerne und sehr deutlich, ja fast schon diktatorisch, über die Projekte ihrer Mitarbeiter und die dienstlichen Pläne ihrer dreißig Freunde.
   Der drollige Dackel Daggi war dabei ihr dauernder Begleiter und wartete demütig und duldsam auf seine derbe und wenig diplomatische Besitzerin.

Ein Donnerwetter von Freund Dieter
Eines Tages hatte ihr Freund Dieter genug, als Daria wieder einmal versuchte ihm einzureden, statt der von ihm geliebten Donuts lieber Datteln und Dorsch auf Dinkelbrot zu naschen, da dies viel gesünder sei.
   „Donnerwetter, Daria, Diplomatie ist wirklich nicht dein Ding! Durchgehend versuchst du, mir all diese Dinge so drakonisch einzureden.
   Das ist nicht mehr diskutabel. Immer verbietest du mir meine Durstlöscher, meine Donuts, meine Doritos, meine Dosenravioli und meinen Döner.
   Und zu meinem dreiunddreißigsten Geburtstag musste ich sogar auf die geliebten Donauwellen verzichten."
   „Ich will einfach nicht, dass du dickleibig wirst und dann Diabetes bekommst. Mir liegt deine Gesundheit doch am Herzen und als Dank dafür redest du so donnernd mit mir?", erwiderte Daria dramatisch.
   „Bei dir muss immer alles aus der Dose kommen; Dosenbier, Dosentomaten, Dosenmais, Dosenravioli, Dosenobst.
   Du gehst nicht einmal mehr zum Dartspielen und bewegst dich kaum."
   Dieter wurde richtig wütend und donnerte Daria direkt an: „Ich liebe nun einmal das Dosenöffnen mit meinem Dosenöffner mit Delfinkopf!

Lass mir meine Durstlöscher, statt drögem Direktsaft und meine Donuts, statt doofer Datteln. Ich will die nicht", und schlug mit der Faust demonstrativ auf den dekorativen Tisch.

Daria dreht durch und düst ab

Daria, die sehr dünnhäutig war, fasste dies sehr drastisch auf und drehte sich direkt. Sie zog von dannen, fest entschlossen, nie wieder mit Dieter zu reden.

Dieser rief ihr noch derb hinterher: „Kümmere Du Dich erst einmal um Dein eigenes Doppelkinn Daria und Deinen dicken Dackel solltest du auch drakonisch auf Diät setzen."

Daria drehte sich daraufhin um und deutete mit ihrem Daumen in Richtung Dackel: „Daggi und mich siehst du nie wieder und kein Diamant der Welt wird mich zurückholen Dieter. Merke dir das!".

Am nächsten Tag stieg sie in ihren dottergelben Dacia und düste Richtung Dänemark. Den dicken Dackel Daggi hatte sie dauernd dabei.

Im Dreisterne Designhotel lernte sie den Dänen Dagomar kennen, der seine dänische Dogge Dobby dabeihatte.

Die Dogge und der Dackel wurden ganz schnell dicke Freunde und verstanden sich denkbar gut.

Dagomar war genauso direkt wie Daria und sie verbrachten den gesamten Urlaub damit, über die dollsten Dinge zu debattieren.

Am Ende des dreiwöchigen Aufenthaltes tauschten sie direkt die Telefonnummern aus und versprachen, einander gegenseitig in Dänemark und Deutschland zu besuchen.

Währenddessen schaute Dieter dämlich aus der Wäsche, da er Daria nach ihrer Rückkehr aus Dänemark überraschen wollte.

Er hatte nämlich doch einen dreikarätigen Diamantring beim Düsseldorfer Juwelier eigens für Daria anfertigen lassen – denn mit Dagomar aus Dänemark hatte er wahrlich nicht gerechnet.

Fragen zum Text mit D

1. Wofür ist Daria Dabelstein bekannt?
2. Wie heißt Darias Dackel?
3. Weshalb streiten Daria und ihr Freund Dieter?
4. Welche Farbe hat Darias Auto?
5. Werden Daria und Dieter wieder ein Paar?

2.1.3   Lautbildung N

Bildung:
Der Kiefer ist locker und der Mund muss leicht geöffnet sein. Die Zungenspitze liegt am Zahndamm der oberen Frontzähne. Die seitlichen Ränder der Zunge liegen an den oberen Backenzähnen. Die Stimmlippen schwingen, der Laut ist stimmhaft.

Special:
N sollte klar und deutlich artikuliert werden. In der Umgangssprache wird dieser Laut oft verschluckt.
(vgl. Winter und Puchalla 2015)

Geschichten mit dem N

Die Geschichte vom Neurologen Norbert Neumann und der Nähmaschine
Norbert Neumann, Neurologe und enormer Norwegenfan, bewohnte mit seinem Neufundländer Nono eine Neubauwohnung im Niebelungenweg in Hamburg.

Wenn er sich nicht gerade in seiner nagelneuen Praxis im Nachtigallenweg befand, las er unendlich viele naturwissenschaftliche Bücher und Anzeigen über Norwegen.

Neunmal im Jahr kam sein Neffe Nils zu Besuch, welcher Nuklearfoschung studierte und sich enorm für minimal kleine Nanopartikel interessierte.

Nils hingegen konnte sehr nervig sein, wenn er sich bei Norbert neuerlich nach modernen neurologischen Ansichten erkundigte.

Dann und wann brachte Nils seinen Onkel Norbert damit an den Rand eines Nervenzusammenbruchs.

Als Nils im Juni mal wieder zu einem neuerlichen Besuch kam und im Niebelungenweg klingelte, öffnete Norbert ihm ganz entnervt.

„Herrje, ich werde noch wahnsinnig, meine Nachbarin Nora sitzt seit Tagen an der neuen Nähmaschine und näht und näht und näht. Ich kann das Knattern nicht mehr hören und meine Nerven liegen blank!" stöhnte Norbert als Nils die Wohnung betrat.

Noras Nähmaschine und enormes Geknatter
Nachdem Nils den Neufundländer Nono begrüßt hatte und ins Nebenzimmer trat, hörte er das Nähmaschinengeknatter auch.

Er verdrehte neunmal die Augen und sagte: „Das kann man ja nicht aushalten!".

Selbst im angrenzenden nebelgrau gestrichenen Wohnzimmer war man vor dem Geknatter nicht sicher.

Norberts Nerven lagen blank und Nils zeigte viel Verständnis für Norbert. Nur Nono der Neufundländer nickte selig in seinem nagelneuen neumodischem Hundebett und ihn schien nichts zu stören.

Plötzlich gab es einen ohrenbetäubenden enormen Knall, gefolgt von einem ungemein donnernden Getöse und – Zack – anschließend fiel im Nu der Strom aus.

„Hilfe, Hilfe", rief die Nachbarin Nora und riss umgehend die Notfalltür zur Neubauwohnung auf.

Nils und Norbert eilten in den naturblau gestrichenen Flur, welcher neuerdings mit Neonlicht ausgestattet war.

„Nora, liebe Nachbarin, was ist passiert?", fragte der aufgeregte, etwas dünnhäutige Norbert.

Die Explosion der nigelnagelneuen Nähmaschine

„Meine nigelnagelneue Nähmaschine ist explodiert! Niemals, wirklich niemals hätte ich das von einer Singer Nähmaschine für möglich gehalten, welche neunhundert Euro gekostet hat!" nuschelte Nora nörgelig.

Norbert und Nils nahmen ihren Mut zusammen und traten in Noras Wohnung in den Nebenraum, wo die Nähmaschine immer noch ein Teil nach dem anderen in den Raum schoss, so dass Nähspulen, Nähgarn und noch mehr namenloser Kram umherflog.

Plötzlich wurde es unheimlich still, die Nähmaschine bot einen jämmerlichen Anblick: nur noch einige kleine Teile waren an ihrem Platz, alle anderen Teile lagen einzeln im Raum.

Nora staunte nicht schlecht, stöhnte dann und wann und schlug die Hände vorm Gesicht zusammen und winselte: „nein, oh nein, oh nein".

Als Norbert, Nils und Nora sich anschauten, brachen sie nun doch unerwartet in tosendes Gelächter aus.

Norbert nahm Nora in den Arm und sagte: „Hauptsache, Dir ist nichts Unheilvolles passiert, eine Nähmaschine kann man neu kaufen."

Nora schmiegte sich in Norberts Arm und sagte: „Nicht so schlimm, die Nähmaschine war noch annähernd neu, ich habe noch neun Monate lang Garantie."

Einen Augenblick blieben die beiden so nah beieinanderstehen und Norbert hoffte insgeheim, Nora noch öfter in den Arm nehmen zu können.

Nils staunte nicht schlecht, der Neffe freute sich für seinen Onkel und hoffte auf ein nachfolgendes Happy End für die beiden.

Fragen zum Text mit N

1. Wie oft kommt der Neffe von Norbert Neumann zu Besuch?
2. Wieso ist Norbert oft genervt von Nils?
3. Welches Problem hat Norberts Nachbarin Nora?
4. Weshalb weint Nora?
5. Warum braucht Nora sich um die defekte Nähmaschine keine Sorgen machen?

2.1.4 Lautbildung S

Bildung:
Die Lippen bleiben locker und der Mund ist leicht geöffnet. Es gibt zwei Arten, das S einwandfrei zu bilden:
Der vordere Rand der Zunge richtet sich freischwebend in Richtung der oberen Frontzähne/Zahndamm aus und ist kurz davor, diese zu berühren. Die Seiten der Zunge schließen an den oberen Backenzähnen ab. Es entsteht eine flache Rille.
Der vordere Zungenrand liegt etwas vorgewölbt innen an den unteren Frontzähnen. Die Ränder der Zunge liegen seitlich an den oberen Zähnen.
Bei beiden Arten ist das Gaumensegel angehoben, die Luft kann somit nicht durch die Nase entweichen.

Special:
Die Zungenspitze ist muss immer mittig sein und soll nicht seitlich ausweichen. Das S kann stimmhaft oder stimmlos sein, wie zum Beispiel bei *See* und *Sonne* oder *Obst* und *Masse*.
(vgl. Winter und Puchalla 2015)

Die Geschichten mit dem S

Die Geschichte der Sängerin aus Salzburg
Simone Sanddorn, Sängerin und Sopranistin, lebte seit siebenundzwanzig Jahren in Salzburg.
Ursprünglich kam sie aus Hamburg, wo ihre Eltern immer noch in Alsternähe in der Sierichstraße in einer Sechszimmerwohnung residierten.
Sie hatte Salzburg seit siebzehn Jahren nicht verlassen, da ihre ständigen spontanen Auftritte sie bisher davon abgehalten hatten, wie geplant zu verreisen.
In Ihrer Kindheit war sie in den Sommerferien stets bei den Großeltern in Hamburg in Steilshoop im sonnigen Haus mit dem Sandkasten zu Besuch gewesen.

Als Studentin der Musik fehlte ihr das Geld, später dann die Zeit, um zu verreisen. Mit ihrem Freund Sebastian, der im sozialpädagogischen Bereich tätig und sehr fürsorglich und sympathisch war, war sie noch nie im Sommerurlaub gewesen.

Sebastian schätzte seine Selbständigkeit sehr und er hatte eine stark ausgeprägte Aversion gegenüber Risiken jeglicher Art.

Jedes Mal, wenn Simone Sebastian auf einen gemeinsamen Sommerurlaub ansprach, fand dieser neue Ausreden, um nicht verreisen zu müssen.

Die Absagen verpackte Sebastian so süß und sanft, dass Simone es irgendwann aufgab, ihn um eine spontane Sommerreise zu bitten.

An einem sonnigen Samstag im September hatte sie nach langer Zeit doch Lust, spontan zu verreisen und versuchte erneut ihr Glück mit einer Diskussion.

Die Sache mit dem Segeltörn

„Sebastian, wie wäre es denn mit einem Segeltörn? Wir könnten unser selbstgemachtes Essen in einem Seesack mit an Bord bringen und uns ein paar schöne Stunden oder Tage machen. Was hältst du davon?"

„Ein Segeltörn?", fragte der erstaunte Sebastian stotternd, „was machen wir, wenn das sonnige Sommerwetter umschlägt und es saukalt wird und in Strömen gießt?

Dann werden Deine tollen kastanienbraunen Haare nass und du bist anschließend sehr traurig, weil Deine Frisur nicht sitzt."

„Außerdem könnte der Wind so stark sein, dass unsere Siebensachen super schnell über Bord fliegen, was machen wir dann?", fragte der besorgte Sebastian.

„Unsere Sachen könnten wir unter Deck sichern und den Wetterbericht schauen wir uns vorher auf der Homepage von „Siebentagewetter" an", erwiderte Simone säuselnd.

„Meine Süße, ein Segeltörn ist wirklich nichts für mich. Mir wird dann immer so schnell schlecht, das weißt du doch", entgegnete Sebastian schlagfertig.

„Wie wäre es dann mit einer luxuriösen Reise nach Simbabwe, Sri Lanka, Singapur oder Slowenien? Ich habe Salzburg langsam satt", sagte Simone nun sehr selbstsicher und mittlerweile auch sagenhaft sentimental.

„Oder lass uns wenigstens mal meine Eltern in der Sierichstraße in Alsternähe besuchen", sagte Simone leicht säuerlich.

„Da kann uns so viel passieren, liebste Simone. Als Tourist ist man nie richtig sicher, in Salzburg können wir doch so viele supertolle Sachen machen", entgegnete Sebastian sogleich.

Simone nimmt Reißaus

Simone ließ den sonst so sympathischen Sebastian auf der Straße stehen, packte ihre Siebensachen und nahm das nächste Taxi zum Flughafen, um spontan eine Weltreise zu buchen.

Sie besuchte all die Orte und Städte, die sie schon immer sehen wollte und in jeder großen Stadt gab sie ein spontanes Soprankonzert mit anschließender Signierstunde.

Sie wurde ein frenetisch gefeierter Star und erhielt immer Standing Ovations vom grandiosen Publikum.

Sebastian vermisste Simone jedoch so sehr, dass er ihr hinterher reiste und so verbrachten sie sieben tolle Monate, bevor sie nach Salzburg zurückkehrten.

„Simone, mein Schatz", sagte Sebastian demütig, „so eine Reise ist wirklich eine interessante Sache, wir sollten öfter spontan unsere Sachen packen und die Sause machen."

Und Simone lächelte glückselig, denn sie wusste nun, dass sie öfter aus Salzburg rauskommen würde, und sie gab Sebastian einen sanften Bussi auf die frisch rasierte Wange.

Fragen zum Text mit S

1. Seit wie vielen Jahren hat Simone Salzburg nicht mehr verlassen und warum?
2. Welche Ausreden hat Sebastian, um keinen Sommerurlaub machen zu müssen?
3. Welche Gründe hat Sebastian gegen einen Segeltörn?
4. Warum möchte Sebastian nicht luxuriös verreisen?
5. Wohin verschlägt es Simone allein und was passiert ihr dort?

2.1.5 Lautbildung Z

Bildung:
Das Z wird wie eine Verbindung aus T und S, also „TS" gesprochen und gebildet. Die Bildung dieser Laute ist bei den entsprechenden Seiten zu finden. Der Laut ist stimmlos.

Special:
Wichtig ist hierbei die Präzision bei der Aussprache, damit der Laut gut klingen kann.
(vgl. Winter und Puchalla 2015)

Die Geschichten mit dem Z

Die Geschichte von Zelda Zimmermann und dem Umzug

Zelda Zimmermann, Studentin der Zahnmedizin, war zweiundzwanzig und wohnte in Hamburg in der Zimmerstraße.

Sie war ziemlich zierlich und hatte langes zinnoberrotes Haar, welches sie mit zarten Bändern zu einem Zopf zusammenband.

Ursprünglich kam sie aus der Schweiz und war erst vor kurzer Zeit nach Hamburg gezogen, um zeitnah und ohne zu zögern Zahnärztin zu werden.

Zelda zerbrach sich seit zwölf Tagen den Kopf darüber, wie sie in Hamburg zig Leute kennenlernen konnte.

Zivilisierte Zeitgenossen waren schwer zu finden, zudem mussten sie ja auch noch Zeit und Muße haben und sollten nicht viel älter als zwanzig sein.

Zelda hatte keine Lust auf Zoff, sondern wollte passend zu ihrer ersten eigenen Zweizimmerwohnung und ihrem eigenem Zufluchtsort, zahlreiche Freunde zusammentrommeln.

Sie malte sich zig gemeinsame Aktivitäten aus. Sie wollte in den Zoo, Zumba tanzen, zeichnen und Zitronenmarmelade zubereiten.

All das machte zu zweit mehr Spaß, aber das war zurzeit noch Zukunftsmusik.

Wie und wo sollte sie zeitig Zeitgenossen mit großem Zusammengehörigkeitsgefühl finden?

Zelda war jedoch zuversichtlich und zielorientiert.

Eine Zeitungsannonce für Zusendungen

Sie schrieb eine Zeitungsannonce, gab eine speziell zu dem Zweck erstellte zeitweise aktive E-Mailadresse an und freute sich auf zukünftige und zahlreiche Zusendungen.

Die Zeitungsannonce hatte Zelda kurzgefasst: „Findest du auch, die Zeit vergeht wie in Zeitlupe?

Suchst du einen Zeitvertreib zwischen den zusammenhängenden Lernzielen und hast zu diesem Zeitpunkt noch keine feste Clique, die auf Zack ist?

Wenn du zurechnungsfähig, zivilisiert, zuverlässig und zutraulich bist, melde dich zügig bei mir."

Natürlich meldeten sich auch zahlreiche Menschen ohne ernste Absichten, die nur Zeldas Zeit verschwenden wollten, jedoch sortierte Zelda diese zielstrebig aus.

Ein paar nette Zeitgenossen fanden sich jedoch zeitgleich und sie freute sich, die zukünftige Zeit nun ziemlich interessant gestalten zu können.

Ziemlich nette Zeitgenossen
Mit Zoe ging Zelda in den Zoo und beobachtete die Zebras, Ziegen, Zitteraale und Zebrafinken.

Mit Zeno ging sie zum Zumba und übte für ihr Zahnmedizinstudium, denn mit Zeno kam sie zügig ohne zu zögern mit dem Lernen voran, ohne zusätzliche Zeit zu benötigen.

Mit Zola und Zayn, einem netten Pärchen aus Zwickau, konnte sie zeichnen und Zitronenmarmelade zubereiten. Zeitweise zitierten sie auch aus zahlreichen Büchern Zitate von Zola.

Die beiden waren leidenschaftliche, zeitlose Künstler und bauten sogar zahlreiche eigene Zitronen und Zwetschgen an.

Eines Tages lud Zelda all ihre neuen zahlreichen Freunde in ihre ziegelrote Zweizimmerwohnung zum zeitigen Mittagessen um zwölf Uhr ein.

Sie stellte zartrosa Geschirr auf ihren zementgrauen Tisch und zupfte zahllose Servietten zurecht.

Dazu legte sie zahllose zierliche Zahnstocher aus und bereitete frischen Zander mit Zitronenscheiben zu. Als Dessert gab es Zitronenpudding mit Zimt und Zucker.

Die Freunde aßen alle zusammen, spielten Zieharmonika und Zelda war äußerst froh, die ausgezeichnete Zeitungsannonce verfasst zu haben.

Sie beschloss, ihren dreiundzwanzigsten Geburtstag mit ihren zahlreichen neuen Freunden in der Schweiz zu feiern, um ihnen ihr Zuhause in Zermatt zu zeigen.

Fragen zum Text mit Z

1. Was und wo studiert Zelda Zimmermann?
2. Welchen Plan entwickelt sie, um passende Zeitgenossen zu finden?
3. Wer meldet sich auf Zeldas Zeitungsannonce?
4. Mit wem macht sie Zitronenmarmelade?
5. Welches Menü bereitet sie für ihre Freunde zu?

2.1.6   Lautbildung C

Bildung:
Das C kann als „ts" (Lautverbindung T und S) oder „k" gesprochen werden. Die Bildung dieser Laute ist bei den entsprechenden Seiten zu finden. Der Laut ist stimmlos.
   Beispiele: *Cäsar* oder *Computer*

Special:
Das C lässt sich auch in Kombinationen mit H finden (ch) und kann dort auf
zwei verschiedene Arten ausgesprochen werden, wie zum Beispiel bei *Dach* oder
Küche.
      (vgl. Winter und Puchalla 2015)

Die Geschichten mit dem C

Die Geschichte von der Chemikerin mit Computercafé
Cecilia Cargen, ehemalige Chemikerin und nun Besitzerin eines charmanten
Comupter-Cafés, lebte in einer champagnerfarbenen Wohnung in der Charlotten-
straße in Hamburg.
      Ihre stark ausgeprägte Chlorallergie zwang sie, vom städtischen Schwimmbad
fernzubleiben und so wurde sie langsam, aber sicher zur Couchpotato.
      Ihre Freundin und Freizeitverkupplerin Cynthia konnte sich das nicht mehr län-
ger ansehen und sie wollte bei einem Treffen die Chance nutzen, Cecilia zu einer
sportlichen Aktivität zu überreden.
      Cynthia ließ ihren Charme spielen und fragte Cecilia: „Wie wäre es mit
Crosstraining oder Tanz, zum Beispiel Cha-Cha-Cha?"
      „Oder du erfindest ganz neue Choreographien zu Countrymusik. Es reicht
langsam mit deinem ewigen codieren am Computer."
      „Nein, nein", entgegnete Cecilia genervt, fast schon cholerisch.

Eine charmante Verkleidung als Clown
„Ich möchte eine Chance ergreifen und mich bei unserem Chor anmelden.
      Dann komponiere ich Choräle und Chorgesänge, vielleicht eine neue Interpre-
tation von Chopin mit choralem Gesang."
      Cynthia, die mit dieser Idee im Clinch stand, hatte einen anderen Vorschlag.
      „Wie wäre es, wenn wir vorher zu einer Faschingsfeier gehen, die heute Abend
im Club stattfindet? Ich verkleide mich als Clementine und du als Computernerd?"
schlug Cynthia vor.
      „Ach nein, natürlich nicht, Cecilia, du verkleidest dich als Clown und ich als
Chemikerin."
      Letztendlich ließ sich Cecilia überreden und ging mit Cynthia auf diese
chaotische Clubfeier, welche diese in einer Couponanzeige erblickt hatte.
      Nach kurzem Umsehen fiel Cecilia ein Gast auf, der in einem citrusgelb Cabrio
angebraust kam.

Der coole Cowboy

Er stieg aus und war gänzlich als Cowboy verkleidet. Er trug Cowboyschuhe, einen Cowboyhut, eine Cowboyweste und hatte sogar eine cyanblaue Wasserpistole dabei.

„Hey Süße, bist du heute Abend mein Cowgirl?", rief der Cowboy ihr zu und Cecilia stimmte zur Verblüffung Cynthias sofort zu.

Statt dem christlichen Chor beizutreten, kochte sie von nun an oft das Lieblingsgericht des Cowboys Christoph: ein cremiges Curry mit reichlich Curcuma, Cannelloni, Cornichons und Chicorée.

Aus einem charismatischen Abend mit Curryessen wurden mehrere charmante Monate.

Als Nachtisch aßen sie oft Crêpes mit leckerer Cremefüllung oder tranken Cuvée und aßen dazu Chips mit Chili.

Christoph lobte jedes Mal Cecilias Kochkünste und so wurden der Cowboy und die Computerexpertin ein richtig cooles Paar.

Fragen zum Text mit C

1. Welche Allergie hat Cecilia Cargen?
2. Wie verkleiden sich Cecilia und Cynthia?
3. Welche Farbe hat das Auto des Cowboys?
4. Welches Lieblingsgericht kocht Cecilia ihrem Cowboy?
5. Wie heißt der Cowboy?

2.1.7 Lautbildung SCH

Bildung:
Der Mund ist geöffnet und die Lippen etwas weiter nach vorne gestülpt. Der Rand der Zunge schwebt frei zum Zahndamm hin und die Seiten der Zunge liegen an den oberen Backenzähnen. Es entsteht eine Rille, dabei sollte auf keinen Fall ein Pfeifgeräusch entstehen.

Special:
Das SCH ist stimmlos und kann, abgesehen von der schriftlichen Zusammensetzung der Laute S, C und H, auch mit den Lauten S und P (SP) und S und T (ST) gebildet werden, wie zum Beispiel in *Sprache* und *Sprung* oder *Stern* und *Stier*.

Voraussetzungen für einen korrekten SCH Laut sind unter anderem das Halten des Kieferschlusses, das Abdichten der Wangen an den Zähnen, das Halten der Zunge an der exakten Position und das Bilden einer Längsrinne mit der Zunge.

Unter Zuhilfenahme von Eis oder einem Spatel kann man zügig abstreichen und somit einen Reiz setzen, um das Üben der Lautbildung zu vereinfachen. *(vgl. Kittel und Förster 2014, Winter und Puchalla 2015)*

Die Geschichten mit dem SCH

Die Geschichte von Schirin der Schornsteinfegerin
Schirin Schneider, schamlos ehrliche und charmante Schornsteinfegerin, wohnte mit ihren hübschen Kindern Charlotte und Charles in der Schillerstraße in Hamburg.

In ihrer schicken und charmanten Wohnung schmiss sie ständig schöne Partys für ihre Kinder und deren schlaue Freunde.

Die Schulkameraden von Charlotte und Charles liebten Schirins schnieke und spannende Feiern, weil sie so schön chaotisch waren.

Es hatten schon schrille Schaumpartys, Shampoowettbewerbe, Sportveranstaltungen, Schneckenrennen und Strandfeiern stattgefunden, aber auch diverse Shows wurden veranstaltet.

Schirin war stets zu allen Schandtaten bereit und liebte die schrillen Schreie der Kinder, wenn diese ungestüm durch die Wohnung sprangen.

Dieses Mal hatte Schirin aber etwas Spektakuläres geplant, sie wollte eine Schatzsuche mit echten Schätzen gestalten.

Charlotte und Charles strahlten als Schirin davon sprach und beide versprachen, bei der Gestaltung der Geschenke für die Gäste und dem Verstecken der Schätze schnell behilflich zu sein.

Eine spannende Schatzsuche
Gemeinsam mit Schirin bastelten sie stolz stundenlang eine schwarze Schatzkarte auf geschmackvollem Papier in schillerndem Farbenrausch.

Die Wohnung wurde mit Schilf und Schlangen aus Papier geschmückt, die Schatzkarten wurden in Flaschen verstaut, um später als Flaschenpost mit Schleifchen an die staunenden Gäste verteilt zu werden.

„Möge die Schatzsuche beginnen", sprach Schirin und freute sich über die bildschön dekorierte Wohnung, die wie eine unbeschreibliche schimmernde Schatzkiste aussah.

Die Schätze waren überall versteckt: in Schränken, Schubladen, auf den Stühlen, unter den Tischen und zwischen den Schatullen.

Das Auffinden der ersten Schätze löste wahre Freudenschreie unter den Schulkameraden von Charles und Charlotte aus.

Die Kinder fanden verschiedene Schokoladen, einen Anspitzer, ein Marzipan-schweinchen, Stifte in unterschiedlichen Farben, Stoffsterne und ein schwungvolles Springseil.

Ein großer Schatz muss gesucht werden

Der größte Schatz jedoch war in einer schokobraunen Schultüte zwischen dem Schuhschrank und dem Schreibtisch von Schirin versteckt: eine Stadtrundfahrt mit einem Shuttlebus quer durch das schöne Hamburg und die Sternschanze.

Die Kinder jubelten und freuten sich über diesen erstaunlichen und ungewöhn-lichen Schatz.

Nach der Schatzsuche sah die Wohnung wie ein Schlachtfeld aus und die hung-rigen Schulkinder fanden sich im Esszimmer zum Schmaus in Saus und Braus zusammen.

Schirin hatte schmackhafte Spezialitäten vorbereitet, um den schrecklichen Hunger und Durst der Schatzpiraten zu stillen.

Spätzle mit Schnittlauch, Schorlen, Schnitzel, Schokopudding, Obstspieße und Spargelsalat waren nur einige davon.

Charlotte und Charles hatten Stoffsterne ausgeschnitten, mit spaßigen Sprüchen passend zur Schatzsuche beschriftet und verteilten diese als kleine Geschenke.

Am nächsten Tag wurde in der Schule ausschließlich über die spannende Schatz-suche in der Schillerstraße gesprochen und Schirin wurde vom Schuldirektor gefragt, ob sie in Zukunft die Planung der Schulfeiern übernehmen könnte.

Fragen zum Text mit SCH

1. Was für Partys veranstaltet Schirin Schneider gerne für ihre Kinder?
2. Wie heißen die Kinder von Schirin?
3. Wo sind die Schätze für die Schatzsuche versteckt?
4. Was ist der größte Schatz?
5. Worüber wird am nächsten Tag in der Schule gesprochen und was schlägt der Schuldirektor Schirin vor?

2.1.8 Lautbildung L

Bildung:

Die Zungenspitze berührt im leicht geöffneten Mund den Zahndamm der obe-ren Frontzähne. Der Ort der Bildung ist genau wie beim N, jedoch mit dem

Unterschied, dass die Zunge eine spitze Form einnimmt. Die oberen Backenzähne
werden dabei von den seitlichen Rändern der Zunge berührt.

Wichtig:
Die Zunge darf nicht seitlich ausweichen, sondern sollte in der Mitte liegen blei-
ben. Das Gaumensegel ist angehoben und die Stimmlippen schwingen, sodass die
Luft an den Seiten der Zunge vorbeiströmt.

Special:
Das L sollte immer deutlich ausgesprochen werden, da es in der Umgangssprache häufig untergehen und verwaschen klingen kann. So wird zum Beispiel aus
keinmal wird schnell „keima".
(*Vgl. Winter und Puchalla 2015*)

Die Geschichten mit dem L

Die Geschichte vom leidenschaftlichen Lateinlehrer
Ludwig Lehmann, leidenschaftlicher Lateinlehrer am Helene-Lange Gymnasium im
Lehmweg in Hamburg, liebte das Tanzen und insbesondere die lateinamerikanischen
Tänze.

Während der langen Weihnachtsfeier hatte er mit seiner Kollegin Lydia Langen-
scheidt, Lehrerin für Biologie und Literatur, eine flotte Sohle aufs glänzende Parkett
gelegt.

Seitdem träumte er davon, einen längeren Tanzkurs für lateinische Tänze und
Salsa mit Lydia zu absolvieren, aber Ludwig hatte sich leider bislang nicht getraut,
die bildhübsche Lehrerin zu fragen, weil er Sorge hatte, sich zu blamieren.

Eines Morgens lehnte Lydia mutterseelenalleine, aber leicht lässig am luftigen
Geländer der großen Halle und Ludwig gesellte sich schnell zu ihr.

Er nahm all seinen Mut zusammen: „Lydia, hättest du Lust, mit mir einen lan-
gandauernden Tanzkurs für Salsa und lateinamerikanische Tänze zu absolvieren?"

Lydia und der lateinamerikanische Tanzkurs
Lydia lächelte liebevoll und lieblich und sagte leise: „Ludwig, ich habe schöne lila
Lackschuhe im Regal stehen, welche schon immer mal ausgeführt werden wollten.

Liebend gerne würde ich mit dir den lohnenswerten Tanzkurs belegen."

Ludwig wurde leichenblass vor Aufregung, bekam letztendlich einen hellroten
Kopf und konnte nur langsam wieder klare Gedanken fassen: „Liebste Lydia, wäre
es Dir recht, wenn ich Dich abends mit meinem hellblauen Lexus abholen würde?"

Lydia willigte ein und lispelte leidenschaftlich: „Liebend gern, lieber Ludwig,
liebend gern."

Für die erste Salsa Tanzstunde hatten sich Ludwig und Lydia in Schale geworfen. Lydia trug ihr lachsfarbenes Leinenkleid mit luftigen Ärmeln und dazu die lila Lackschuhe, welche sie vor langer Zeit in London gekauft hatte.

Ludwig hatte sich für eine lässige lange Hose und ein limonengrünes Hemd entschieden, die längeren Haare hatte er sorgfältig mit Gel in Form gebracht.

Er war peinlichst darauf bedacht, nicht zu lahm zu wirken, da ihm der Ruf als langweiliger schwerfälliger Lateinlehrer vorauseilte.

Der Tanzkurs und die lila Lackschuhe

Als die beiden Kollegen den Saal betraten, setzte die Melodie laut ein, Ludwig langte leidenschaftlich zu und schnappte sich die etwas perplexe Lydia um sie schwungvoll über das Linoleum zu wirbeln.

Dabei trat er wiederholt auf die lila Lackschuhe von Lydia, was dieser gar nicht gefiel, da bei jedem leidenschaftlichen Tritt ihr eh schon malträtierter Mittelzeh leidlich in Mitleidenschaft gezogen wurde.

„Ludwig, nun langt es mir", sagte sie laut und deutlich.

„Du ruinierst mir mit deinen leidenschaftlichen Tritten nicht nur die Lackschuhe, auch meine Zehen werden blau

Lass mich los und hole mir schnell ein Pflaster!" lamentierte sie, während sie sich lautlos auf einen kleinen Ledersessel fallen ließ.

Ludwig lief nach links in die Lobby, um dort flott ein Pflaster zu holen. Anschließend eilte er flugs zurück zur lahmenden Lydia, die sich nun auf einem lindgrünen Sessel niedergelassen hatte und zog ihr liebevoll die lila Lackschuhe aus.

Er versorgte die geschwollenen Zehen und die plötzlich auftretende Blase mit einem kleinen Pflaster.

„Kannst du mir verzeihen, liebste Lydia? Diese lässige Musik zum lateinamerikanischen Tanz hat mich leidenschaftlich gepackt, so dass ich meine Latschen nicht mehr unter Kontrolle hatte."

Lydia konnte sich ein Lächeln nicht verkneifen und sagte: „Also, wenn ich ehrlich bin, mochte ich diese lila Lackschuhe eh nicht leiden, ab in den Müll damit!"

Gesagt, getan und sogleich segelten die unsäglichen Lackschuhe in den nächstgelegenen Mülleimer und Lydia verließ barfuß mit Ludwig den Saal.

Draußen war sich herrliches Sommerwetter mit gleißendem Sonnenlicht und Lydia sagte: „Komm, lass uns den Salsa Kurs erst einmal komplett vergessen und morgen bummeln wir durch die Stadt und kaufen mir luftige lila Sandaletten."

Ludwig lächelte glücklich, weil Lydia ihm verziehen hatte und er überlegte insgeheim schon, wohin er die Liebste nach dem Stadtbummel einladen konnte, um die linkische Tanzstunde vergessen zu machen.

Fragen zum Text mit L

1. Wo und als was arbeitet Ludwig Lehmann?
2. Wovon träumt er seit der letzten Weihnachtsfeier?
3. Was für einen Tanzkurs will Ludwig mit Lydia belegen?
4. In welchem Auto holt er Lydia ab?
5. Warum muss Ludwig ein Pflaster besorgen?

2.2 Artikulationsstelle: Glottis (Stimmritze, Stimmlippen), Lautbildung glottal, Laute

2.2.1 Lautbildung H

Bildung:
Das Gaumensegel ist oben, an den Stimmbändern und im Mund-Rachen-Raum reibt sich die Luft. Es darf dabei kein Druck bei diesem Hauchlaut entstehen. Die Spitze der Zunge hat leichten Kontakt mit den unteren Frontzähnen. Der Zungenrücken weilt locker im Mundboden.

Special:
Für den nachfolgenden Vokal nimmt die Zunge jeweils eine andere Position ein, wie zum Beispiel bei der unterschiedlichen Aussprache des Lautes H in „ha" und „hi". Wortbeispiele: hart, Hitze.
  (vgl. Winter und Puchalla 2015)

Die Geschichten mit dem H

Die Geschichte vom Herrenausstatter in hellblau
Hans Herbert, hingebungsvoller Herrenausstatter mit hübschem Geschäft in Hamburg in der Henriettenstraße, hatte einen unaufhörlichen Hang für die Farbe hellblau.
    An einem hellen Morgen im heißen Hochsommer hatte Hans Herbert erfahren, dass er zu Gast im „Hamburg Journal" sein sollte, um über sein inhabergeführtes Kaufhaus zu berichten.
    Die hiesige Leidenschaft für Hosen, Hemden und hübsche Herrenkleidung hatte Hans Herbert von Helmut, seinem fast hundertjährigem Großvater, erhalten.
    Der Herrenausstatter war früher, vor über hundert Jahren, noch Hofausstatter gewesen und der alte Herr hatte sein Leben lang nur hellblaue Kleidung getragen.

Hans Herbert hatte sich die Haare beim Herrenfriseur hypermodern herrichten lassen und hatte ein hellblaues Hemd und eine Hose aus himmelblauer Hanffaser an.

„Himmelblau ist einfach hinreißend und herrlich", seufzte Hans Herbert, als er sich im halbrunden Spiegel ansah.

„Hui", sagte die hübsche hellblonde Henriette, welche oft im Laden als Aushilfe arbeitete, als Hans Herbert hereinspazierte, „da hast Du dich ja hanseatisch in Schale geworfen. Hast Du heute hauptberuflich etwas Hübsches vor?"

Hans Herbert und der Besuch im Hamburg Journal

Hans Herbert hüstelte und sagte etwas heiser „Ich bin heute Ehrengast im Hamburg Journal.

Hanna, die humorvolle und herzliche Moderatorin, möchte mich für ihre hochwertige Sendung um halb acht befragen, daher habe ich mich heute hübsch herausgeputzt."

Henriette lächelte honigsüß und hoffte insgeheim, dass Hans Herbert, der seit gefühlten hundert Jahren Single war, sich hoffnungslos verlieben würde und daher endlich die Frau seines Herzens finden würde.

„Hoffentlich mache ich heute im „Hamburg Journal" einen hervorragenden Eindruck", sagte Hans Herbert zu Henriette und strich sich mit den Händen vorsichtig durch das hergerichtete Haar.

Am Abend, als der Himmel sich hellrot färbte, stieg Hans Herbert in ein Taxi des hiesigen Unternehmens und ließ sich hurtig zum Haus des Senders fahren.

Herrje, nun hatte er doch glatt etwas Herzklopfen und innerliche Unruhe, als er im Sendehaus herzlich von Hanna empfangen wurde.

Die hinreißende Hanna

„Hallo Hans", sagte die hinreißende Hanna „Sie sehen aber hübsch aus in ihrem hellblauen Hemd mit der heißen Hanfhose."

Hans Herbert freute sich sehr, den Geschmack der hübschen Hanna genau getroffen zu haben.

Sein Herz hüpfte nun aus einem ganz anderen Grund, denn er hatte sich hingebungsvoll auf den ersten Blick in die ansehnliche Hanna verliebt.

Hans Herbert überlegte nun hin und her, wie er das Herz von Hanna, welche heute hautenge Hosen trug, gewinnen könnte.

„Haben sie heute Abend nach der „Heute Show" schon etwas vor?", fragte Hans Herbert die hübsche Hanna und zeigte dabei sein herzlichstes Lächeln.

„Leider ja", hauchte Hanna etwas heftig, sodass Hans Herbert heillos erschrak und schon befürchtete, sich einen heftigen Korb eingefangen zu haben.

„Aber morgen habe ich frei und hätte heftige Lust, mit ihnen Hausmannskost essen zu gehen", erwiderte Hanna, dieses Mal mit harmonischer Stimme ohne auch nur ein Mal zu hüsteln.

Sein Herz hüpfte vor Freunde.

„Herrlich", sagte Hans Herbert heldenhaft.

Er versprach, sich umgehend um die Reservierung eines Tisches im Restaurant des Hotels „Hamburger Hof" zu kümmern, da dort die Hausmannskost hervorragend sein sollte.

Auf dem Heimweg hatte er heftiges Herzklopfen und er hoffte insgeheim, dass er das Herz der begehrenswerten Hanna erobern würde.

Fragen zum Text mit H

1. Welchen Beruf hat Hans Herbert?
2. Wie heißt die Aushilfe von Hans?
3. Wo ist Hans als Ehrengast eingeladen?
4. Worauf hat Hanna Lust?
5. In welchem Restaurant sind die beiden verabredet?

2.3 Artikulationsstelle: Labium oris (Lippen), Lautbildung labial

2.3.1 Lautbildung P

Bildung:
Die Lippen bleiben locker aufeinander liegen, der Kiefer ist leicht geöffnet, die oberen und unteren Zähne haben einen Abstand zueinander. Die unteren Frontzähne werden von der Zunge berührt. Das Gaumensegel wird nicht von der Zunge berührt und da es gehoben ist, wird der Weg der Luft durch die Nase verschlossen. Anhand einer Sprengung (Explosion) wird der Lippenschluss stimmlos gelöst. Das P wird kraftvoll und stimmlos gesprochen.

Special:
Das P bleibt immer ein P. Die Lippen sollen locker aufeinander aufliegen und nicht gepresst oder nach innen bzw. außen gestülpt werden.

(vgl. Winter und Puchalla 2015)

Die Geschichten mit dem P

Die Geschichte von der Pianistin mit dem Papagei

Petra Petersen, frühere Pianistin und primär Papageienliebhaberin, bewohnte ein prächtiges Penthouse in der Papenhuderstraße in Hamburg.

Sie stand jeden Morgen pünktlich um 7 Uhr auf, um auf der pinkfarbenen patentierten Sportmatte Pilates zu praktizieren.

Ihr prächtiger Papagei aus Peru schaute ihr dabei zu.

Jedoch reagierte der Papagei, welcher Paul hieß, bezeichnenderweise pikiert, wenn Petra vergaß, ihn morgens als erstes pompös zu begrüßen.

Also spurtete Petra jeden Morgen zuerst zum peinlich protzigen Papageienkäfig aus Platin und entfernte das petrolfarbene Tuch aus zartem Gespinst, welches während der Nacht über dem etwas protzigen Käfig prangte.

„Guten Morgen, Paul", flötete Petra mit spitzen Lippen und stellte dem Papagei frisches Wasser und Futter in Plastikschalen in den Platinkäfig.

Der plappernde Papagei Paul aus Peru

Paul war morgens außerordentlich gesprächig und fing prompt zu plappern an „Potzblitz, Papperlapapp, Pingpong, Pluderhose und Placebo" waren eine Lappalie für den Papagei.

Aber auch „Haltet den Dieb, Pyromane und Pappenstiel" gingen ihm leicht über die Lippen, nein, den Schnabel.

Eines Tages im Sommer vergaß Petra, die Luke zum protzigen Käfig komplett zu schließen, sodass Paul entschlüpfen konnte.

Und als Petra auf der pinkfarbenen Matte Pilates machte, flog Paul auf einmal plappernd durchs Penthouse: „Papperlapapp, Pluderhose, du Pyromane, Haltet den Dieb, Potzblitz", erschallte es plötzlich.

Petra sprang erschrocken von der pinkfarbenen Matte hoch und versuchte, Paul einzufangen, doch der Papagei war schnell und wendig, flog durchs gekippte Fenster hinaus und setzte sich auf den prächtigen Ast einer Pappel.

„Potzblitz, haltet den Dieb" , posaunte er pedantisch und durchaus plausibel.

Alle Leute auf der Straße drehten sich plötzlich um, stoben auseinander und riefen laut „Polizei, Polizei".

Derweil posaunte Paul permanent: „Haltet den Dieb, Potzblitz, haltet den Dieb!".

Petra standen die Haare zu Berge, sie pickte sich pfeilschnell die pastellblaue Jacke mit dem Pelzkragen und zog diese über den pechschwarzen Pyjama mit Puffärmelchen.

Während sie lief, tauschte sie Puschen gegen Plateauschuhe und griff noch eilig nach dem Panamahut, mit welchem sie Paul einfangen wollte.

Als sie draußen auf der Straße ankam, standen mehrere Polizisten vor dem Portal, einige davon mit Pudelmütze. Andere trugen jedoch ein Poloshirt mit Pullunder oder Pullover.

„Haben Sie den Dieb gesehen?", fragte einer der Polizisten und zappelte dabei mit der Plastikkelle.

Polizeiaufgebot für einen posaunenden Papagei

Petra war die gesamte Posse peinlich, sie wusste gar nicht, was sie antworten sollte.

Plötzlich hörte man von oben aus der Pappel „Haltet den Dieb, Potzblitz, Pingpong und Pluderhose."

Alle schauten nach oben, erblickten Paul, den plappernden Papagei und fingen prompt zu lachen an.

„Potzblitz", sagte der eine Polizist „Was für ein Prachtexemplar!"

Petra lächelte und sagte leicht piepsig „Ja, der Paul aus Peru ist ein Prachtkerlchen. Ab und an fliegt er auch mal auf die Plautze".

Dabei drehte sie sich zu dem Polizisten um und fragte präzise „Könnten Sie mir helfen, Paul einzufangen?

Als Dankeschön spiele ich Ihnen ein putzmunteres Konzert auf meinem pflaumenfarbenen Piano vor."

Der Polizist schwenkte den Panamahut, Paul flog plötzlich aus der Pappel hoch und wurde geradewegs durchs gekippte Fenster ins Penthouse geweht.

Kurz danach begann Petra ein prächtiges kleines Stück von Chopin auf dem Piano zu spielen.

Das Publikum auf der Straße applaudierte dankbar und Petra war froh, dass Paul wieder im prachtvollen Käfig posierte und sie versprach dem Polizisten, von nun an besser auf den plappernden Paul aufzupassen.

Fragen zum Text mit P

1. Wie sieht die Morgenroutine von Petra Petersen aus?
2. Welches Haustier hat Petra und wie heißt es?
3. Was für ein Chaos verursacht das Haustier?
4. Welchen Vorschlag hat Petra für die Polizisten?
5. Welches Stück spielt Petra auf dem Piano

2.3.2   Lautbildung B

Bildung:
Das B wird genau wie der Laut P gebildet, im Gegensatz zum P wird das B
jedoch stimmhaft und weicher gesprochen.

Special:
Am Wortende (= Auslaut) wird das B wie ein P gesprochen, wie zum Beispiel
bei lieb oder grob.

(vgl. Winter und Puchalla 2015)

Die Geschichten mit dem B

Die Geschichte von dem Bananenbäcker mit dem bodenlangen Bart
Bernhard Backstein, privat begeisterter Bananenbrotbäcker, war beruflich biede-
rer Bankkaufmann und wohnte mit seiner Freundin Bärbel in Hamburg in der
Bachstraße.

Der breitschultrige Bernhard, war in jeglicher Hinsicht ein besonders braver und
bodenständiger Bürger.

Das Besondere an ihm war sein bodenlanger Bart, den er noch nie gestutzt hatte.

Bärbel versuchte seit Beginn ihrer Bekanntschaft Bernhard zu überreden, den
besonders langen buschigen Bart zu bändigen und zu kürzen.

Leider war Bernhard bisher beratungsresistent, denn er liebte seinen besonderen
barbarischen Bart.

Um nicht über seinen Bart zu stolpern, band er diesen immer mit braunen Bändern
zu einem Zopf zusammen.

Bärbels Idee mit den Bartscheren
Eines Tages brannte die Sonne besonders erbarmungslos auf den Balkon von
Bernhard und Bärbel.

Unter dem Bart von Bernhard machte sich bald Schweiß bemerkbar und blitzschnell wollte er den baldigen Rückzug vom Balkon ins kühle Wohnzimmer
beginnen.

Bärbel hielt ihn jedoch behände am Ärmel fest und schlug ihm bescheiden, aber
bestimmt vor, doch nun abschließend seinen buschigen Bart zu kürzen – so würde
er bestenfalls nicht mehr so blöd schwitzen.

Bernhard blickte Bärbel bitterböse an: „Du bist doch vollkommen bekloppt",
brummte er bärbeißig.

Doch Bärbel ließ sich nicht beirren und beide, schon eindeutig betrunken vom Bordeaux, einigten sich letztendlich auf eine minimale Kürzung des braunen, bodenlangen Bartes.

Bärbel holte bemerkenswert schnell zwei blassblaue Bartscheren hervor und begann beidhändig, den burschikosen Bart zu kürzen.

Doch sobald sie eine Seite kürzte, war die andere Seite des Bartes zu lang, sodass sie diese Barthaare auch bündig stutzen musste.

Die Scheren glitten butterweich durch den Bart und Bernhard brummte beständig, während Bärbel ihm den Bart behände immer weiter kürzte.

Sie bemerkte nicht, wie kurz der braune Bart bald tatsächlich wurde, weil alles so blitzschnell ging.

Bärbel verbiss sich immer mehr in ihre Aufgabe, bis am Ende kaum noch etwas vom bisher bodenlangen Bart übrigblieb.

Der bodenlange Bart ist ab

Betreten legte sie die Bartscheren weg und beklommen überlegte sie, wie sie dem besorgten Bernhard Bescheid geben sollte, dass er statt eines stattlichen bodenlangen Bartes nur noch ein biederes Bärtchen besaß.

Sie brachte ihm den blauen Spiegel aus dem Badezimmer und bevor sie ihn reinsehen ließ, warnte sie ihn mit behutsamer bebender Stimme betreten vor:

„Bernhard Bärchen, bevor du nun bitterböse wirst: es sieht so wirklich bezaubernd aus, Dein Gesicht kommt nun viel besser zur Geltung.".

Bernhard wurde nach dem Blick in den Spiegel augenblicklich blass und fiel buchstäblich in Ohnmacht.

Nachdem er bald etwas benommen wieder wach wurde, blickte er erneut in den blauen Spiegel und bedauerte, dass sein bodenlanger Bart nun wirklich weg war.

Und weil er bedauerlicherweise sehr böse auf Bärbel war, beachtete er die arme Bärbel die nächsten beiden Tage kein bisschen.

Bärbel, die bestürzt war und ihre Aktion zutiefst bereute, buchte beherzt eine Reise nach Brasilien, um sich bei Bernhard Abbitte zu leisten und um ihn um Besonnenheit zu bitten.

Als die Sonne blendend warm am Hotelstrand brannte und Bernhard das erste Mal nicht den Wunsch hatte, blitzschnell aus der brennenden Sonne zu fliehen, bedankte er sich brav bei der überraschten Bärbel.

Die beiden vertrugen sich binnen kurzem mit einem besonders langen Bussi und beide freuten sich, dass der bodenlange Bart ab war.

Fragen zum Text mit B

1. In welcher Straße wohnt Bernd Backstein?
2. Wann empfindet Bernd seinen Bart als störend?
3. Wie reagiert Bernd, nachdem Bärbel ihm den Bart komplett gestutzt hat?
4. Wohin reisen die beiden zur Versöhnung?
5. Kann Bernd seiner Bärbel verzeihen?

2.3.3 Lautbildung M

Bildung:
Der Unterkiefer ist locker und auch die Lippen liegen locker aufeinander. Die Zunge berührt die unteren Frontzähne. Das Gaumensegel ist nicht angehoben, somit kann die Luft den Weg durch die Nase frei passieren. Die Stimmlippen schwingen und das M kann stimmhaft entweichen.

Special:
Das M sollte immer sehr deutlich artikuliert werden, da dieser Laut in der Umgangssprache oft verschluckt wird. Die Zähne sollten nicht zusammengebissen und die Lippen nicht aufeinandergepresst werden.
(vgl. Winter und Puchalla 2015)

Die Geschichten mit dem M

Die Geschichte von der Malerin aus der Mannsteinstraße
Marion Müller war Malerin mit eigenem Maleratelier in der Mannsteinstraße im munteren Stadtteil Eimsbüttel.

Das Maleratelier befand sich in einer Mansarde und jeden Montag und Mittwoch bot Marion Malkurse in ihrer Malerwerkstatt an.

Marion lud alle möglichen Mitbürger ein, sich malerisch zu betätigen und mannigfaltige Malexperimente zu machen.

Manche brachten ihre Malutensilien selber mit, manch andere Sachen spendete Marion, z. B. mintgrüne, marineblaue und mattschwarze Farbe.

Manchmal engagierte sie auch ein Modell mit Namen Monika, welches auf einem Marmorpodest stand und sehr modern aussah.

Ihre mattschwarzen millimeterkurzen Haare und der himbeerfarbene Mund, ließen sie sehr mysteriös aussehen und manch ein Maler verliebte sich mühelos und mutig in Monika.

Das Malen am Mittwoch mit Musik

Jeden Mittwoch machte Marion Malkurse für Kinder und während die Mädchen und Jungen malten, musizierte Marion munter auf der Mundharmonika.

Nach Ablauf der Malstunde machten alle auf den meerblauen Matratzen einen minutenlangen Mittagsschlaf und verhielten sich mucksmäuschenstill.

Anschließend waren sie dann alle wieder munter und Monika bereitete ein gemeinsames Mittagessen für die kleinen Maler zu.

Am liebsten mochten die Mittwochskinder Möhren mit Mandelbutter, Makkaroni oder Maiskolben, manchmal aßen sie aber auch einfach ein Mischbrot mit selbstgemachter Marmelade aus Mirabellen oder Milchreis mit Mango und Mandarinen.

Der Mann mit der Mandoline

An einem Mittwoch im Mai ertönte plötzlich eine Mandoline vor dem Maleratelier und als Monika hinausschaute, sah sie einen Musiker, welcher einen mintfarbenen Mantel trug und mit Inbrunst zur Mandoline sang.

„Mooonika, Mooonika, der Mai ist da", ertönte aus seinem Mund und der Musiker lachte schelmisch dabei.

„Möchtest du mitessen schöner Mann?" rief Monika von oben aus dem Maleratelier.

Und der Musiker freute sich, dass er nun endlich eine Einladung zum Mittagessen bekommen hatte, denn insgeheim himmelte er Monika schon seit Monaten an.

Er erklomm die Stufen, kam etwas außer Atem im 5. Stock im Maleratelier an und als Monika ihm die Tür zur Mansarde öffnete, strahlte er übers ganze Gesicht.

„Mein Name ist Manfred und ich freue mich, nun endlich einmal mit Dir zu essen. Und nach dem Mittagessen musiziere ich auch gerne auf der mitgebrachten Mandoline."

Von nun an kam Manfred jeden Mittwoch zum gemeinsamen Mahl und die beiden verstanden sich immens gut. Manchmal tanzten sie ein wenig zu melancholischer Musik.

Fragen zum Text mit M

1. Wann bietet Marion Müller Malkurse an?
2. Wie sieht das Model Monika aus?
3. Welches Lied spielt Marion manchmal für die Kinder?
4. Was gibt es bei Marion zu essen?
5. Worauf will Manfred Monika etwas vorspielen

2.3.4 Lautbildung F

Bildung:
Die oberen Frontzähne liegen auf der Unterlippe. Beim Ausatmen passiert die Luft den Spalt zwischen Lippen und Zähnen, wodurch eine Reibung und der stimmlose Laut F entsteht.

Special:
Ph wird wie F gesprochen, wie zum Beispiel in *Phase* oder *Phantom*.
   (vgl. Winter und Puchalla 2015)

Die Geschichten mit dem F

Die Geschichte von der Fotografin und ihrem Sohn Fritz
Fiona Florenz lebte mit ihrem Sohn Fritz in der Fabriciusstraße in Hamburg in einem feschen Loft.

Jeden Tag lavierte sie zwischen ihren Pflichten als fähige Mutter und Frau des Hauses, den sportiven Aktivitäten von Fritz und ihrer Leidenschaft für die Fotografie.

Die Fotografie hatte Fiona nach dem Fiasko auf ihrer letzten Arbeit beim Finanzamt zu ihrem neuen Beruf gemacht.

Was in der Vergangenheit genau geschehen war, wollte sie nicht einmal ihrer besten Freundin Frederike anvertrauen.

Frederike vermutete eine Affäre mit Fionas damaligem Chef Florian, fürchtete sich jedoch, diese Vermutung freiheraus anzusprechen.

Heute war Freitag und Fiona musste, wie immer, Fritz nach der Schule flott zum Fechten fahren.

Die Zeit, in der Fritz in der Schule, beim Fechten oder Feldhockey war, nutzte Fiona für ihre eigenen fotografischen Feldversuche.

Sie musste dabei oft sehr viel Feingefühl und Scharfblick beweisen.

Filigrane Motive im Fokus
Manchmal fotografierte sie sehr filigrane Motive, manchmal wiederum musste sie sehr furchtlos sein, wenn sie gefährliche Dinge wie Feuer, Falken oder fauchende Füchse fotografierte.

Ihre Fotografie war sehr facettenreich, so hatte sie zum Beispiel auch erfolgreich Fallschirmsprünge und Flugzeuge im Landeanflug perfekt festhalten können.

Da sie immer öfter Aufträge erhielt, meldeten sich fortlaufend die ersten Veranstalter verschiedenster Festlichkeiten, welche Fiona als Fotografin herausfordern wollten.

An diesem Wochenende sollte sie eine Hochzeit fotografieren, auf welcher thematisch die Farben feuerrot und flieder gewählt worden waren.

Fiona zerbrach sich jetzt schon furchtbar den Kopf darüber, wie sie diese verrückte Farbkombination vorteilhaft fotografieren sollte und welche Farbfilter in Frage kämen.

Plötzlich erhielt sie einen Anruf: „Wer ist da?", fragte die verwunderte Fiona.

Gefährliche Verletzungen beim Fechten

„Ihr Sohn hat sich beim Fechten fürchterlich verletzt, kommen Sie bitte sofort hergefahren", rief die aufgeregte Fechtlehrerin fraglos sehr laut ins Telefon.

Fiona stieg augenblicklich in ihren froschgrünen Ford, um flugs zum Fechtkurs in die Feldstraße zu fahren.

Der weinende Fritz war fix und fertig, da er sich seine fünf Finger beim Fechten trotz Vorsichtsmaßnahmen furchtbar verletzt hatte.

Der Gegner war ausgerechnet der fünf Jahre ältere der Sohn ihres früheren Chefs Florian Friedrichsen. Dieser ging flott mit seinem Sohn Felix auf Fiona und Fritz zu.

„Frau Florenz, es tut mir furchtbar leid. Es war nicht die Absicht von Felix, Ihren Sohn Fritz zu verletzen.

Ich habe Pflaster und einen frischen Verband im Fahrzeug und ich kümmere mich sofort um die Verletzung.

Darf ich sie beide daraufhin auf einen formidablen Flammkuchen ins „Funckeck" ausführen?"

Fiona und Fritz blickten sich an und nickten Herrn Friedrichsen freudig und wieder friedlich gestimmt zu.

Als Fiona ihrer Freundin Frederike am folgenden Tag von dem Vorfall berichtete, freute sich diese.

Insgeheim fand sie dieses nette Friedensangebot sehr freundlich und sie fragte sich fortwährend, ob Herr Friedrichsen und Fiona wieder befreundet waren oder sogar in den Ehehafen einlaufen würden.

Fragen zum Text mit F

1. Wie heißt die beste Freundin von Fiona Florenz?
2. Welche Sportarten betreibt ihr Sohn Fritz?
3. Welche Farbe hat Fionas Ford?
4. Was hat sich Fritz beim Fechten verletzt?
5. Wie ist Fionas ehemaliger Chef in die Sache verwickelt?

2.3.5   Lautbildung W

Bildung:
Das W wird wie das F gebildet, ist jedoch stimmhaft.

Special:
V wird manchmal wie W gesprochen, zum Beispiel wie bei *Votum* und *Vampir.*
(vgl. *Winter und Puchalla 2015*)

Die Geschichten mit dem W

Die Geschichte von Waldemar Wolle und waghalsigen Überraschungen
Waldemar Wolle, wahrhaftiger Wissenschaftler, wohnte mit seiner Frau Waltraud
und seinen Kindern Wanda und Wolfgang in einer wunderbaren Wohnung in der
Wrangelstraße in Hamburg.

Waldemar liebte es, seine Frau zu überraschen und plante gemeinsam mit Wanda
und Wolfgang immer wieder wunderbare Experimente.

Als Waltrauts Geburtstag bevorstand, äußerte sie ihrer wagemutigen Familie
gegenüber nur einen Wunsch: „Bitte keine waghalsigen Verwirklichungen."

„Mir reicht ein winziger Brunch mit Waffeln und Weintrauben, des Weiteren ein
wunderbarer Winzersekt oder Weißwein zum Anstoßen, mehr brauche ich wirklich
nicht."

Wehmütig und wehleidig sahen sich Waldemar, Wanda und Wolfgang an.

Wackelpudding mit Waldmeistergeschmack
Sie hatten geplant, einen tollen Wackelpudding mit Waldmeistergeschmack zu
machen.

Ganz waghalsig wollten sie versuchen, einen flüssigen Kern aus Wassermelonen
in den Wackelpudding zu füllen.

Dieser weiche flüssige Wassermelonenkern sollte wie eine Vulkanexplosion
beim wagemutigen Aufschneiden herausfließen und wie Lava aussehen.

Diese wundervolle waghalsige Idee hatte nun Waltraut mit ihrem Wunsch nach
einem wohlwollenden Brunch zunichte gemacht.

Um ihre Mutter Waltraut trotzdem zu überraschen, hatten Wanda und Wolfgang
die wundervolle Idee, wenigstens Wunderkerzen aufzutreiben.

Damit war Waldemar auch zufrieden und er besorgte mehrere wirklich wahnsinnig wirkungsvolle Wunderkerzen.

Er kaufte auch die Lieblingsblumen von Waltraut und ließ einen großen
wirkungsvollen Strauß Wiesenklee binden.

Auf dem weißen Tisch standen Waffeln bereit, die Wunderkerzen wurden angezündet und der Weißwein war eingefüllt.

Waldemar hatte weiterhin Wasabi Erbsen neben die Weintrauben gestellt, da Waltraut diese gerne zum Wein aß.

Wunderlicher Brunch am weißen Wohnzimmertisch

Wanda und Wolfgang führten Waltraut mit verbundenen Augen zum weiß lackierten Wohnzimmertisch.

Waltraut nahm die weinrote Augenbinde ab und wackelte mit den Augen, während ihre Wangen ein wenig rot anliefen: „Ihr seid wirklich wunderbar, das sieht wunderschön aus".

Waldemar und Waltraut stießen mit dem Winzersekt an und aus Gewohnheit nahm Waltraut danach eine Wasabi Erbse in den Mund.

Wahnsinnig plötzlich wurde sie ganz weiß im Gesicht, weil diese wirklich gewaltig scharf war.

Sie griff schwach über den weißen Tisch nach dem Wasser, wippte dabei mit dem wackeligen Arm und stieß ein Weinglas mit Wein um.

Unerwartet war der weiße Tisch voller Weißwein und die Wunderkerzen erloschen mit einem jähen wirkungslosen Wumms.

Winnie, der Wachhund der Familie – ein waschechter Weimaraner – nutzte die Verwirrung und schnappte sich die vielen Waffeln vom Tisch.

Was für ein Wahnsinn und Tohuwabohu, also wirklich!

„Lasst uns einfach frühstücken gehen", schlug Waldemar nach dem Wegwischen des Weins vor, „Dieses Tohuwabohu ist selbst mir als Wissenschaftler entschieden zu viel.".

Sie wickelten sich in ihre warmen Wintermäntel und liefen ins wirklich reizende Bistro „Zum Wasserschloss", welches nicht weit entfernt war.

Dort verbrachte Waltraut mit ihrer Familie einen Geburtstag ohne wahnsinnige Überraschungen und sie war froh, keinen waghalsigen Experimenten ausgesetzt zu sein.

Fragen zum Text mit W

1. Mit wem lebt Waldemar Wolle zusammen?
2. Welche Tradition hat die Familie?
3. Womit wollen die Kinder und Waldemar Waltraut überraschen?
4. Was geht beim Brunch schief?
5. Wohin geht die Familie letztendlich, um den Geburtstag von Waltraut zu feiern?

2.3.6 Lautbildung V

Bildung:
Das V wird – je nach Stimmgebung (stimmlos oder stimmhaft) – wie das F oder
das W gebildet.

Special:
Beispiele für ein stimmhaftes V: *Visitenkarte, vegetarisch.*
  Beispiele für ein stimmloses V: *Vergangenheit, vierzehn.*
  (vgl. Winter und Puchalla 2015)

Die Geschichten mit dem V

Die Geschichte von Vera Vernunft und der verrückten Veranstaltung
Verena Vernunft lebte nun seit über vierzig Jahren in der Vizelinstraße in Hamburg
im Villenviertel.

Ihre Villa war vanillegelb gestrichen und die Einrichtung war sehr vintage, wobei
Verena einen Faible für Vasen hatte.

Kurz gesagt: Verena fühlte sich in ihrer Villa verdammt wohl und sie liebte es,
vielerlei Zimmer in verschiedenen Größen zu haben.

Als Veranstaltungskauffrau wurde sie sehr vielfach für diverse Veranstaltungen
gebucht.

Dieses Jahr wollte sie aus eigenem Interesse eine Valentinstagsparty im Vereinshaus veranstalten.

Das vielversprechende Thema der Veranstaltung sollte „Vampire" sein. Sie
wollte dort sehr gern den Veterinär Vladimir verführen, der bisher auf vielen ihrer
Veranstaltungen dabei gewesen war.

Es war der anmutigen Verena aber bisher nicht gelungen, Vladimir zu verführen
oder auch nur zu einer Vergnügungstour einzuladen.

Verena fand Vladimir auf versteckte Art und Weise unheimlich attraktiv und sie
fühlte sich ihm vertraut, aber das würde sie zuweilen niemals offen verkünden.

Valentinsparty Im Vereinsheim
Der Valentinstag kam und das Vereinshaus wurde verrückt, verlockend, aber auch
sehr vornehm dekoriert.

Die verwendeten Farben reichten von veilchenblau über violett, vanillefarben
bis hin zu vogelweiß.

In verschiedenen Vasen standen Veilchen, Vergissmeinnicht und Zweige vom
Vogelbeerstrauch.

Alle Gäste kamen unverzagt als Vampire verkleidet und verteilten sich im vollen Vereinssaal.

Verena hatte jedoch für alles gesorgt, sie war ja Veranstaltungsprofi und vollkommen konzentriert dabei.

Sogar ein Buffet – passend zum Thema Vampire verschönert – stand zur Verkostung bereit und Verena hatte Vanilleeis mit Vollmilchschokolade in Vampirform vorbereiten lassen.

Zudem gab es auf dem vollen Tisch Vollkornnudeln mit Vorderschinken, Vitello Tonnato, vegetarische Lasagne und vegane Pizza.

Veterinär Vladimir als Vampir

Von Vladimir, dem Veterinär, gab es bis viertel vor acht keine Spur, so dass Verena sich schon einmal ein Vollkornbrötchen mit Vitello Tonnato nahm und herzhaft hineinbiss.

Dies wurde ihr zum Verhängnis, da sie sich versehentlich verschluckte und nach Luft ringend vollkommen verrenkt vom violetten Sofa auf den verdreckten Vinylboden rutschte.

Verblüffender Weise stand auf einmal einer der verkleideten Vampire hinter Verena, wendete den Heimlich-Griff vollkommen perfekt an und rettete die vollauf verwirrte Verena.

Der unvorhergesehene Gast nahm seine Vampirmaske ab und unter der Verkleidung kam der Veterinär Vladimir zum Vorschein.

Die verwunderte Verena verdrehte ihren Kopf und wurde verdammt feuerrot im Gesicht vor lauter Verwirrung.

„Liebe Verena, ich bin zwar kein Humanmediziner, sondern Veterinär, aber ich musste dich einfach sofort verarzten", sagte Vladimir zur vollkommen verdutzten Verena.

Verena blickte ihn verliebt mit ihren veilchenblauen Augen an und beide verdrückten sofort eine große Portion Vanillepudding, garniert mit vielen Vampiren aus Vollmilchschokolade.

Und Verena hoffte nun inständig, Vladimir in dieser vollends hervorragenden Vampirnacht ihre große versteckte Liebe gestehen zu können.

Fragen zum Text mit V

1. Wie hat Verena Vernunft ihre Wohnung eingerichtet?
2. Welches Thema hat ihre Valentinstags Party?
3. Welche Dekoration gibt es bei der Party?
4. Woran verschluckt sich Verena?
5. Wie rettet Vladimir Verena als sie sich verschluckt?

2.4 Artikulationsstelle: Palatum (harter Gaumen), Lautbildung palatal, Laute

2.4.1 Lautbildung J

Bildung:
Die Lippen sind locker und der Mund ist geöffnet. Der Kiefer ist weiter geöffnet als beim S und SCH. Die vorgewölbte Zunge liegt an den unteren Frontzähnen und die Ränder der Zunge liegen an den oberen Zähnen.

Die Luft kann aufgrund des angehobenen Gaumensegels nicht in die Nase entweichen und nimmt man nun Stimme hinzu, entsteht das J.

Special:
Ohne Stimme bildet diese Lautbildung den Laut „CH", wie zum Beispiel bei *Milch* oder *richtig*.
(*vgl. Winter und Puchalla 2015*)

Die Geschichten mit dem J

Die Geschichte von der jonglierenden Juwelierin
Jana Jäger, Juwelierin aus Leidenschaft, hatte seit Jahren einen Juwelierladen in der Jarrestraße in Hamburg, welchen sie vor über einem Jahrzehnt von einem Japaner übernommen hatte.

Sie liebte es, in ihrer Freizeit zu jonglieren und mit dem jadefarbenen Jo-Jo zu spielen.

Jana war darin so gut, dass sie auch an Jongliermeisterschaften teilnahm, welche alljährlich im Januar, Juni und Juli in Jesteburg stattfanden.

Sie jonglierte mit allem, was ihr in ihre jugendlichen Hände kam, seien es jadegrüne Jonglierkugeln, Joghurtbecher, Johannisbeeren oder sogar Jenaer Glaskugeln.

Am liebsten hörte sie dabei jazzige Musik von Udo Jürgens und tanzte während des Jonglierens durch den johannisbeerroten Raum.

Anschließend entspannte Jana sich beim Yoga oder mit Jazzgymnastik.

Die Jongliermeisterschaften in Jesteburg
Dieses Jahr wollte sie bei der Jongliermeisterschaften einen besonders gewagten Auftritt absolvieren.

Sie wollte mit ihrer rechten Hand mit Jadekugeln jonglieren. Gleichzeitig wollte sie mit der linken Hand ein Jo-Jo jovial auf und ab jagen lassen.

Das jasminfarbene Jo-Jo gab zudem jodelnde Laute von sich, wenn es auf und ab geschwungen wurde.

Im Juni packte sie ihre Sachen in ihren Jaguar und fuhr nach Jesteburg, wo sie im Hotel „Zum Jäger" die Juniorsuite gebucht hatte.

Nach einigen Lockerungsübungen, welche sie in Jeans und Jacke absolvierte, zog sie ihr juwelrotes Kleid aus japanischer Seide an.

Dazu trug sie jedoch jeansblaue Joggingschuhe, um jederzeit festen Stand zu haben.

Als Jana endlich auf der Bühne der Stadthalle in Jesteburg stand, bekam sie jäh Herzrasen.

Der Puls jagte in schwindelerregende Höhe und sie musste jäh nach Luft japsen.

Die Musik erklang und Jana begann, mit der rechten Hand die Jadekugeln zu jonglieren.

Mit der linken Hand ließ sie das jodelnde Jo-Jo auf und ab gleiten.

Ein Jagdhorn und ein jäher Schreck
Plötzlich ertönte ein lautes Jagdhorn und Jana erschrak jäh, sodass ihr die Jadekugeln aus der Hand glitten und jäh ins Publikum geschleudert wurden.

Eine Kugel landete direkt auf dem Schoß des Juristen Jens Jäger, welchem nun vor Schreck der Joghurtdrink über die jägergrüne Jeanshose kippte.

„Herrje", rief er jähzornig, „das wird juristische Konsequenzen haben!" und blickte dabei juxend zur Jury.

Jana fiel nun auch das Jo-Jo aus der Hand und sie weinte jämmerlich, weil sie so ein Chaos verursacht hatte.

Das Jesteburger Publikum jedoch johlte vor Lachen, so dass Jana sich schnell von ihrem Schreck erholte und mit dem Jammern aufhörte.

Sie ging schnurstracks zum jungen Juristen, setze ihr jugendliches Lächeln auf und sagte leise jubilierend:

„Es tut mir so leid, das laute Jagdhorn hat mich jetzt erschreckt und ich habe die Kontrolle über meine Jonglierkugeln verloren.

Darf ich Sie als Widergutmachung zum Japaner oder zu einem Jeverbier einladen?"

Der junge Jurist konnte Janas zauberhaftem Lächeln nicht widerstehen.

„Sie dürfen mich jederzeit gerne einladen. Ich werde jetzt auch davon absehen, die Justiz einzuschalten. Wir vergessen diesen jammervollen Auftritt einfach ganz schnell."

Beide verließen die Bühne unter johlendem Applaus der Jesteburger, stiegen in Janas Jaguar und braushten zum japanisches Restaurant, um ein frisches, Jeverbier zu trinken.

Fragen zum Text mit J

1. Welche Leidenschaft hat Jana Jäger?
2. An welchen Meisterschaften nimmt Jana in ihrer Freizeit teil?
3. Was hat Jana für ihren Auftritt bei den Jongliermeisterschaften geplant?
4. Warum entsteht Chaos als das Jagdhorn ertönt?
5. Wie will Jana ihr Missgeschick bei dem jungen Juristen wiedergutmachen?

2.5 Artikulationsstelle: Uvula (Zäpfchen), Lautbildung uvular, Laute

2.5.1 Lautbildung R

Bildung:
Die Zungenspitze hat Kontakt zu den unteren Frontzähnen und wird zum Zäpfchen hin abgerollt. Der Zungenrücken wölbt sich am weichen Gaumen dem Zäpfchen entgegen. Das Zäpfchen wird in Schwingung versetzt und das Gaumensegel ist angehoben.

Special:
Im Auslaut wird das R wie ein A gesprochen, wie zum Beispiel in *Moor* oder *wahr*.
(vgl. Winter und Puchalla 2015)

Die Geschichten mit dem R

Die Geschichte vom Reservereifen im Rosenbeet
Ricarda Rolfs war eine charakterstarke Rollenschauspielerin am „Rio Reiser Theater" in Hamburg am Rathausmarkt.

Sie wohnte in Rosenfeld in einer royalblauen Gründerzeitvilla mit rosaroten Rollläden und riesigem Rosengarten.

Jeden Morgen zog sie die Rollläden hoch und trillerte einige Zeilen, um die Stimmenbänder rotieren zu lassen.

Manchmal sang sie auch reizende Lieder wie „Rote Rosen aus Athen" von Nana Mouskouri, der Sängerin mit der prächtigen schwarzen, großen Brille.

Eines ruhigen Morgens im Sommer öffnete sie das rosarote Fenster und war starr vor Schreck, weil ein rostroter Reservereifen in ihrem Rosenbeet rum lag.

„Horror, Schockschwerenot", raunte sie alles andere als richtig reizend.

„Woher kommt dieser grauenvolle Reservereifen und was macht er in meinem großen geliebten Rosenbeet? Raus da, roll sofort weg!" raunzte sie richtig ungnädig.

Sie riss sich den rapsgelben Schlafanzug vom Leib, schlüpfte rasend schnell in einen rubinroten Overall und raste barfuß nach draußen.

Dabei passte sie aber richtig auf, um nicht in Dornen oder rostige Nägel zu treten.

Als sie draußen ankam, lag der rostrote Reservereifen immer noch im Rosenbeet, war ja auch klar, wieso sollte ein Reservereifen auf die Worte einer Rollenschauspielerin hören und sich von Dannen rollen?

Ricarda versuchte, den Reifen fortzubewegen, aber der Reifen war enorm schwer, sodass er sich nicht wegrollen ließ.

Sie rannte ins Haus zurück, schnappte sich ihre rasengrünen Schuhe von Romika und rannte.

Richtung Rendsburger Straße.

Der Renault im Straßengraben

Ricarda rannte rasend schnell und erblickte plötzlich einen uralten Renault im Straßengraben.

Sie lief schnurstracks drauf zu, weil sie hinter dem Lenkrad einen regungslosen Mann erblickte, welche haargenau wie Robert Redford aussah, nun aber etwas schräg über dem Lenkrad lag.

Er trug einen roten Rollkragenpullover und hatte eine riesige Reisetasche aus Rindsleder auf dem Rücksitz. Sie riss die Tür auf und plötzlich bewegte sich der Fahrer, drehte sich um und fragte „Was ist nur passiert?"

Ricarda schüttelte verzweifelt den Kopf „Ich glaube, Sie sind von der Fahrbahn abgekommen, aber glücklicherweise ist nichts Schlimmes passiert."

„Nur Ihr rostroter Reservereifen ist in mein Rosenbeet gerollt. Außerdem haben Sie eine ringförmige Wunde auf der Stirn, welche man aber hervorragend mit Ringelblumensalbe kurieren kann."

Robert der Rechtsanwalt

„Mein Name ist Robert", raunte der Fahrer, als er aus dem arg verbeulten Renault stieg und der erstaunten Ricarda die rechte Hand reichte.

„Robert?", fragte die noch erstauntere Ricarda, „und mit Nachnamen dann Redford?"

Robert lachte richtig herzlich und rief „Nein, der bin ich nicht, mein richtiger Name lautet Robert Rhode und ich bin von Beruf Rechtsanwalt."

Ricarda fragte Robert sofort, ob sie einen Rettungswagen rufen solle oder ob Robert soweit richtig ok sei.

„Mir geht es brillant, machen Sie sich keine großen Sorgen", erklärte Robert.

„Ich würde Ihnen nun aber sehr gerne helfen, den Reservereifen aus dem Rosenbeet zu rollen", erwiderte Robert rasch mit einem charmanten gurrenden Unterton.

Ricarda war hingerissen und sofort Feuer und Flamme, dass der reizende Robert sie in ihren Rosengarten begleiten wollte.

„Sehr gerne", erwiderte sie eifrig, „und während Sie den Reifen wegrollen, bereite ich uns eine herrliche Karaffe Rotbuschtee zu. Wenn Sie dann später noch Zeit haben, können wir auch gerne einen Roséwein trinken und Raclette essen."

Robert errötete leicht und sagte „Sehr gerne, liebe Ricarda. Ich vermute, wir beide haben uns reichlich zu erzählen."

Ricarda und Robert spazierten an den Rapsfeldern entlang Richtung Rosengarten und am Rande der Straße blühte rosaroter Rittersporn und rubinrote Ranunkeln.

Fragen zum Text mit R

1. Wo wohnt Ricarda Rolfs?
2. Wieso erschrickt sie eines morgens?
3. Weshalb liegt ein Reifen in ihrem Rosenbeet?
4. Welchen Beruf hat Robert?
5. Was möchte Ricarda zu essen und zu trinken vorbereite, falls Robert noch Zeit hat?

2.5.2   Lautbildung Q

Bildung:
Das Q wird wie eine Verbindung aus K und W, also wie „KW" gebildet und gesprochen.

Special:
Wichtig ist hierbei die Präzision bei der Lautbildung. Das Q gibt es im Deutschen nur in Verbindung mit einem darauffolgendem U.
   (vgl. Winter und Puchalla 2015)

Die Geschichten mit dem Q

Die Geschichte vom Quallenfan Quentin Quatsch
Quentin Quatsch, überzeugter Quallenfan, wohnte in der Quickbornstraße 17 in Hamburg im Quaree in einer Querstraße.

Seine Begeisterung für die Lebensart der Quallen machte er zum Beruf und wurde über die Jahre ein berühmter Quallenforscher mit ausgezeichneten Qualitäten.

Seine Kollegen liebten Quentin für seine quirlige Art, weiterhin schätzten sie sehr, dass er kein Querulant war.

Sogar sein sonst quengelnder Freund Quinn Quadrat wurde quicklebendig, wenn Quentin von seiner Quallenforschung und deren quadratfreier Lebensweise erzählte.

Als gestandener Quantenphysiker erinnerte er Quentin immer an die Angabe von Quellen bei seinem qualitativ exquisiten Quallenvorträgen.

Zudem war bei Quentin Quatsch sein Name Programm: er hatte zwar viele Quadratformeln im Kopf, machte aber auch gerne Quatsch und benahm sich wie ein Querkopf und quasselte dann quer durch alle Themen in einer Tour.

Quatsch bleibt Quatsch

Er liebte es, seine Freunde mit Quatsch zu nerven und zu quälen, und er kam dabei immer wieder auf sehr quere Gedanken.

Sein Freund Quasimodo Quan war leidenschaftlicher Sammler exquisiter Edelsteine und bestellte häufig verschiedene Quarze und auch Quarzuhren.

Quentin Quatsch tauschte die Quarze, welche von Rosenquarzen bis hin zu quittengelben Quarzen reichten, regelmäßig durch wertlose Duplikate aus.

Die echten ließ er seinem Freund Quasimodo natürlich wieder zukommen, nachdem der Quatsch aufgeflogen war.

Irgendwann war es Quasimodo zu viel. Das ging ihm nun wirklich quer gegen den Strich!

Quasimodo heckte einen Plan aus und setzte diesen bei dem nächsten Besuch bei Quentin in die Tat um.

Er tauschte eine von Quentins quergestreiften Hausquallen, welche in seinem quadratischen Aquarium schwamm, heimlich gegen eine quirlige Feuerqualle aus.

Danach fuhr Quasimodo mit seinem quarkweißen Quattro quasi direkt im Anschluss nach Hause.

Aufgequollene Quaddeln bereiten Qualen

Plötzlich bemerkte Quentin nach dem Streicheln seiner Quallen überall Quaddeln auf seiner Hand.

Warum war er so aufgequollen? So etwas war ihm noch nie passiert.

Hatte er nun etwa eine Quallenallergie?

Voller Panik und qualvoller Gedanken rief er seine Freunde Quinn und Quasimodo über den gemeinsamen Gruppenchat an.

Quasimodo beichtete sofort alles und sagte ihm reumütig, sie seien nun quitt und der sonst so quirlige Quentin wurde sehr still.

Quasimodo quälte das schlechte Gewissen, sodass er am nächsten Tag selbstgemachtes Quittengelee und Quarkbrötchen als Entschuldigung mitbrachte.
Zudem bot er noch an, ein kleines Stück auf der Querflöte zu spielen.

So richtig vertrugen sich Quentin und Quasimodo aber erst ein Quartal später bei einer Quallenexpedition, als Quasimodo sich bereit erklärte, mehrere riesige quadratische Aquarien für die Forschung an Quallen in Quickborn zu spenden.

Fragen zum Text mit Q

1. Wovon ist Quentin Quatsch ein großer Fan?
2. Womit ärgert er gern seine Freunde?
3. Welchen Plan heckt sein Freund Quasimodo aus?
4. Was bringt Quasimodo als Entschuldigung mit?
5. Wann vertragen sich die beiden Freunde wieder?

2.6 Artikulationsstelle: Velum (Gaumensegel), Lautbildung velar, Laute

2.6.1 Lautbildung K

Bildung:
Der Winkel der Kieferöffnung fällt ziemlich groß aus, wobei der untere Teil des Kiefers locker bleibt. Die Zunge berührt die unteren Frontzähne und der Rücken der Zunge wölbt sich dem Gaumen entgegen. Das angehobene Gaumensegel versperrt den Weg der Luft durch die Nase und die oberen Backenzähne werden von den Zungenrändern berührt.

Special:
K ist immer K und wird stimmlos gebildet und gesprochen.
   (vgl. Winter und Puchalla 2015)

Die Geschichten mit dem K

Die Geschichte vom Klempner aus der Kleemannstraße
Klaus Klimroth, Klempner mit kleiner Werkstatt in Hamburg in der Kleemannstraße, lag in ständigem Klinsch mit seinem Konkurrenten Konrad Krüger, welcher eine konkurrierende Werkstatt drei Straßen weiter um die Ecke betrieb.

Immer wenn Klaus morgens aufstand, klopfte er zaghaft auf den klobigen Tisch aus Kirschbaumholz und sagte „tok tok tok".
Damit wünschte er sich selber einen kurzweiligen glücklichen Tag.
Er hoffte immer klammheimlich, dass er seine Handwerksarbeiten wesentlich kostengünstiger anbieten konnte als sein Kontrahent Konrad Krüger.
Die beiden Klempner standen seit jeher in kontinuierlicher und komplexer Konkurrenz zueinander und manchmal konnte man denken, die beiden befänden sich in einem klammheimlichen Kleinkrieg.
Die Frauen von Klaus und Konrad, Karoline und Katrin, sahen über dieses kleinkarierte, kontraproduktive Verhalten erdenklich lange Zeit hinweg.

Das kindische Gezänk der Klempner
Sie schüttelten den Kopf und trafen sich klammheimlich im „Café Kloppstock", um Kakao zu trinken und kernlosen Kirschkuchen mit Likör zu essen.
„Was für Kindsköpfe", konstatierte Karoline, die Frau von Klaus, eines Tages im Oktober.
Und Katrin, die Frau von Konrad, schüttelte unglücklich den Kopf.
„Dieser kindische Kleinkrieg muss sofort aufhören. Jetzt reicht es mit diesem kleinlichen Gekeife und Gezänk. Das kann man kaum noch aushalten", sagte sie zu Karoline und bestellte beim Kellner noch zwei Kaffee.
Karoline und Katrin steckten die Köpfe zusammen, um zu überlegen, wie sie diesen kläglichen Kleinkrieg ihrer bekloppten Männer beenden könnten.
„Ich habe eine Idee", sagte die kecke Karoline und klatschte in die kleinen Hände, „wir lassen die beiden beim Karate ihre Kräfte messen."
„Cool", sagte Katrin, „Karate kann klasse sein, da können sie es krachen lassen, kongeniale Idee. Aber wie willst du das klarmachen und kommunizieren?".
„Wir buchen klammheimlich den Konferenzraum im Karate Center um die Ecke und Klaus und Konrad müssen einen öffentlichen fairen Kampf austragen", schlug Karolin glücklich vor.
„Und am Ende des Kampfes müssen beide klarstellen, dass der Klinsch und das Gezänk zwischen den beiden vorbei ist.
Sie dürfen nur noch faire Konkurrenten sein und sie dürfen nicht mehr keifen und klagen!"

Ein kleiner Kampf gegen den Zank
„Klasse, das kann klappen", sagte die kluge Katrin und bestellte nun für sich und Karoline eine Piccolo Flasche Sekt, um auf den krassen Plan anzustoßen.

Gesagt, getan, für die darauffolgende Kalenderwoche im Oktober reservierten Katrin und Karoline den etwas klotzigen Konferenzraum im Karate Center „Kickoff".

Sie machten den Kampf per Aushang publik und hofften, dass ihr kühl kalkulierter Plan klargehen würde.

Alles klappte wie am Schnürchen.

Als Klaus und Konrad sich im Kampfraum gegenüberstanden, hielt das Publikum konstant die Luft an, um die beiden Kampfhähne besser erkennen zu können.

Klaus guckte und guckte, Konrad guckte und guckte und auf einmal fing Klaus zu kichern an.

Konrad konnte kaum ernst bleiben, stockte und lachte nun auch und beide Klempner kringelten sich vor Lachen und konnten sich kaum wieder einkriegen.

Das Publikum fiel in die kreischenden Lachsalven ein und alle klatschten laut im Takt.

Die beiden Klempner klopften sich auf die Schultern und versprachen, sich von nun an kompromisslos zu verstehen und keine Kontrahenten mehr zu sein.

Zum Abschied deuteten sie eine kleine freundliche Kopfnuss an.

Katrin und Karoline nahmen sich vor, von nun an öfter im Café Kloppstock konspirative Pläne auszuhecken.

Fragen zum Text mit K

1. Welches Problem hat Klaus Klimroth mit seinem Konkurrenten Konrad?
2. Was sagen die Ehefrauen Karoline und Katrin über den andauernden Streit ihrer Ehemänner?
3. Was planen die beiden Frauen heimlich?
4. Wo findet der Kampf statt, bei dem sich die beiden Männer gegenübertreten sollen?
5. Wie endet der Kampf?

2.6.2   Lautbildung G

Bildung:
G wird wie K gebildet, jedoch wird das G im Gegensatz zum K stimmhaft gebildet und gesprochen.

Special:

Am Wortende wird das G wie K gesprochen, wie zum Beispiel in *Krieg* oder *Weg.*

Ausnahme:

Die Endung „-ig" wird wie „-ich" gesprochen, wie zum Beispiel in *geläufig* oder *ledig.*

(vgl. *Winter und Puchalla 2015)*

Die Geschichten mit dem G

Die Geschichte von Georg und seinem gemütlichen Gasthof

Georg Günther, ein großartiger Gastronom und Genussmensch, wohnte in Hamburg im Generalsviertel in der Gneisenaustraße.

Georg besaß mehrere große Grundstücke in Glücksburg und in der grünen Umgebung.

Gleichfalls gehörte ihm ein gemütlicher Gasthof mit großem Giebel in der Glockenstraße in Großhansdorf.

Dort gab es genügend grandiose Gästezimmer, die er vermieten konnte und Georg musste sich nie Gedanken über Geld machen, da sein Gasthof genug Gewinn einbrachte.

Georg Günther war ein großartiger Gastgeber und so gab es ab August jeden Morgen ein Gourmetfrühstück für alle Gäste, egal ob groß oder ganz klein.

Das Gemüse, wie zum Beispiel die Gurken, aber auch gesundes Obst, zum Beispiel Granatapfel oder Goldkiwi, kamen aus dem eigenen großen Garten.

Die Gäste konnten zudem grüne und gelbe Paprika, selbstgemachte Guacamole, Graubrot und gereiften Gouda vom gegenüberliegenden Gutshof genießen.

Die Großeltern von Georg gaben ihm oft gelbe Geranien und großartige Glockenblumen, welche beim Gourmetfrühstück in großen goldenen Vasen auf dem grünen Gartentisch standen.

Ein grandioser Stromausfall gefolgt von gruseligem Geruch

Eines Tages gab es einen grandiosen Stromausfall gefolgt von einem grausamen Geruch nach gasförmigen Substanzen.

Georg war mitgenommen und traurig, weil die Gäste sich umgehend grämten und immer grantiger wurden.

Es graute ihm schon vor der gigantischen Rechnung des grauhaarigen und grantigen Elektrikers Gerald Grünwald.

Georg staunte jedoch nicht schlecht als die gewitzte Gloria Glucks genau zur geeigneten Zeit auftauchte.

Die begnadete Gasexpertin versorgte umgehend die gesamten Ein- und Ausgänge der Leitungen, um eine Tragödie zu verhindern.

Das Gutachten der Gasexpertin Gloria Glucks

„Herr Günther, Ihre gesamten Leitungen sind gelinde gesagt eine große Katastrophe. Sie sind gar nicht genug abgedichtet und am Ende gibt es womöglich noch eine Gasvergiftung" sagte sie griesgrämig.

„Wir müssen folgende Dinge augenblicklich genau überprüfen: die Gasversorgung und die Gasverteiler, das Gasvolumen und den Gaszähler.

Weiterhin die generelle Gaszufuhr und die Gaswärmepumpe. Sie haben Glück, dass ich auch eine große Gasexpertin bin. Das Gasleck hätte gefährlich werden können."

Georg Günther graute vor so einer großen Generalüberholung. Musste wirklich so viel geprüft werden?

Er gab all seinen Gästen einen Gutschein für eine grandiose Glasausstellung im angrenzenden Museum für Kunst und Gewerbe, um sie zu besänftigen.

Dann ging er wieder ins Gespräch mit Gloria Glucks:

„Frau Glucks, können Sie mir mit einem großzügigen Angebot ein wenig entgegenkommen? Mit so einer großen Erhebung habe ich nun wirklich nicht gerechnet."

„Gerne komme ich Ihnen entgegen. Helfen Sie mir einfach umgehend bei all den großen Reparaturen der Gasleitungen und ich halbiere die Rechnung. Dann können Sie noch etwas Großartiges von mir lernen."

Georg Günther machte sich gespannt ans Werk und merkte, dass er einen großen Hang für die Gastherme und grenzflächige Elektronik besaß.

Gloria erklärte ihm alles ganz genau. Die beiden wurden gute Freunde und machten fortan gegenseitig füreinander Werbung.

Von da an durfte Gloria Glucks am Anfang jedes Monats das ausgezeichnete Gourmetfrühstück von Georg genießen und sie freute sich, so einen guten Gefährten gefunden zu haben.

Fragen zum Text mit G

1. In welcher Straße wohnt Georg Günther?
2. Was steht bei seinem Gourmetfrühstück auf dem Tisch?
3. Wie besänftigte Günther seine Gäste?
4. Welches Angebot macht ihm Gloria Glucks?
5. Wofür hat Georg eine Leidenschaft?

2.6.3   Lautbildung X

Bildung:
Das X wird wie eine Verbindung aus K und S, also „KS", gebildet und gesprochen.

Special:
Wichtig ist hierbei die Präzision bei der Lautbildung.
(vgl. Winter und Puchalla 2015)

Die Geschichten mit dem X und dem Y

Die Geschichte von Xenia der Xylophonbauerin
Xenia Yara und Yvonne Xiu waren seit Kindheit an beste Freundinnen und bewohnten eine gemeinsame Wohnung in einem Wohnkomplex in der Yokohamastraße in Hamburg.
Die beiden waren wie Ying und Yang. Xenia war Xylophonbauerin und Yvonne spielte maximal gut Xylophon, so dass es fast wie aus der Musikbox klang, sie brauchte kein Playback.
Yvonne züchtete Yuccapalmen und Xenias Lieblingspflanzen waren zufälligerweise Yuccapalmen.
Diese exotische Freundschaft passte also sehr gut und oftmals machten sich Xenia und Yvonne einen Jux draus, sich neuen Freunden gegenüber explizit als xylophonbauendes Yuccapalmengespann vorzustellen.
Meist baute Xenia ihre exklusiven Xylophone, während Yvonne sich liebevoll um ihre Yuccapalmen kümmerte, welche sie in fixierten Boxen züchtete.
So verbrachten die beiden Freundinnen extrem viel Zeit miteinander und sie feixten dabei auch viel.

Yogakurse und Saxophon
Seit kurzem besuchte Xenia einen Yogakurs und war richtig angefixt und happy.
„Wir hören dazu immer tolle Saxophonklänge, du musst unbedingt mal mitmachen Yvonne."
Doch Yvonne verzog ihr Gesicht wie eine Hexe: „Ich habe dir schon x-mal gesagt, dass ich keinen Yogakurs machen möchte, Xenia, das ist „nix" für mich".
Xenia versuchte Yvonne zu betexten und anzufixen, aber es war wirkungslos, bei der sonst extrem extrovertierten Yvonne hatte sie mit Yoga einfach keine Chance. Es war geradezu wie verhext.

Eines Tages hatte Xenia die Faxen dicke: „Ich mache eine Yachtreise", sagte sie fix zur perplexen Yvonne.

„Der Yogakurs macht eine Yogareise nach York und ich fahre mit. Wir brauchen aber noch musikalische Begleitung, denn unsere Saxophonspielerin Xara bekommt ein Baby."

„Kommst du mit und spielt exklusiv für uns, Yvonne? Die Reise mit ägyptischer und syrischer Verpflegung wären somit kostenlos für Dich." sagte Xenia.

Yuccapalmen in Boxen

„Und wer kümmert sich um meine Yuccapalmen in Boxen?", fragte die extrem verdutzte Yvonne.

„Um die Yuccapalmen kümmert sich unser Freund Yuri, der kennt sich mit komplexen Pflanzen aus. Du begleitest unsere Reise mit deinem exklusiven Xylophonspiel und machst vielleicht sogar beim Yoga mit.".

„Mit dem Xylophon begleite ich euch gerne, aber beim Yoga bin ich fix raus", sagte Yvonne, um ein Exempel zu statuieren.

„Dann fange ich schon mal an, die Xylometer des Holzes auszurechnen, um das perfekte Xylophone für Dich für die Yachtreise zu bauen."

„Es ist gut, dass Du mitkommst, Yvonne, denn dann brauchen wir nicht extra eine Musikbox zu kaufen, um beim Yoga komplexe Töne hören zu können."

Zur Feier des Tages tranken Xenia und Yvonne einen gemixten Yogi Tee und insgeheim freute sich Yvonne sehr auf die Yachtreise, auch wenn sie dabei einige Kurse Yoga wohl oder übel miterleben würde.

Fragen zum Text mit xy

1. Wie kann man Xenia und Yvonne beschreiben?
2. Wofür interessieren sich die beiden?
3. Wovon ist Yvonne seit kurzem begeistert?
4. Weshalb will Yvonne Xenia zu ihrer Yachtreise mitnehmen?
5. Was essen die beiden zur Feier des Tages?

Was Sie aus diesem *essential* mitnehmen können

- Sie haben erfahren, wie die unterschiedlichen Laute gebildet werden und worauf man bei der Lautbildung achten muss.
- Sie wissen nun, welche Artikulationsstellen für die Lautbildung wichtig sind.
- Sie bekommen Texte und Geschichten, welche auf vielfältige Art und Weise in der logopädischen Therapie bei sehr unterschiedlichen Beschwerdebildern zum Einsatz kommen können.
- Sie erhalten Texte zum Üben des aktiven und passiven Wortschatzes.
- Sie bekommen eine umfangreiche Textsammlung zur Therapiegestaltung, welche Patienten allen Alters anspricht.
- Sie können zu jedem Buchstaben des deutschen Alphabetes einen eigens für ihn entwickelten Text nachschlagen und damit spezifisch üben.
- Sie erhalten die Möglichkeit, mit humorvollen Texten zum üben und lernen eine angenehme Therapiestunde zu gestalten.
- Sie haben Anregungen für die Übung der Textebene erhalten und haben gelernt, anhand passender Fragen zu jedem Text den Transfer zur Spontansprache zu gestalten.

N. Bregula und S. Hein, *Sprachliche Defizite und Wortfindungsstörungen – Texte von A-Z*, essentials, https://doi.org/10.1007/978-3-662-66347-9

Literatur

Grassegger, Hans: Phonetik/Phonologie, 4. Auflage, Idstein, Deutschland: Schulz-Kirchner Verlag, 2010.

Kittel, Anita/Nina Förster: Myofunktionelle Therapie: Zungenübungen, Lippenübungen, Ansaugübungen, Schluckübungen, Ganzkörperkoordination, 11. Auflage, Idstein, Deutschland: Schultz-Kirchner Verlag, 2014.

Lang, Antoni/Margarete Saatweber: Stimme und Atmung: Kernbegriffe und Methoden des Konzeptes Schlaffhorst-Andersen und ihre anatomisch-physiologische Erklärung, 2. Auflage, Idstein, Deutschland: Schulz-Kirchner Verlag, 2011.

Winter, Georg/Dagmar Puchalla: Sprechsport mit Aussprache-, Ausdauer- und Auftrittstraining: Mit Aussprache-, Ausdauer- und Auftrittstraining. Übungen und Materialien für Training und Unterricht, 2. Auflage, Weinheim, Basel, Deutschland: Weinheim, Basel, Deutschland: Beltz Verlag, 2015.

© Der/die Herausgeber bzw. der/die Autor(en), exklusiv lizenziert an Springer-Verlag GmbH, DE, ein Teil von Springer Nature 2022
N. Bregula und S. Hein, *Sprachliche Defizite und Wortfindungsstörungen – Texte von A-Z*, essentials, https://doi.org/10.1007/978-3-662-66347-9

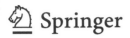
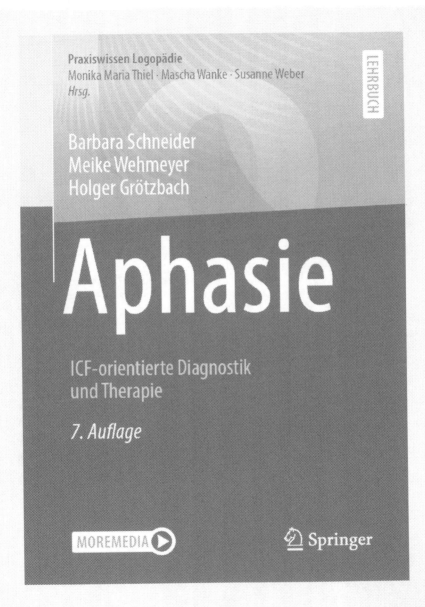

Printed in the United States
by Baker & Taylor Publisher Services